Sommaire

1. « Le BIG BANG » (histoire de notre fils) : 7

2. Les enfants surdoués ou à haut potentiel intellectuel (HPI) ou dits intellectuellement précoces : survol des données actuelles. 48

3. TDAH : trouble déficitaire de l'attention avec ou sans hyperactivité. Survol des données actuelles. Programme de BARKLEY 60

4. Les enfants « surdoués » ou HPI avec TDAH :...............86

5. Enfants surdoués avec « dys » et TDAH... 91

6. Idées en vrac pour le quotidien :.................................96

7. Un enfant qui s'oppose à tout : la douche, l'habillage, laver les dents... 100

8. Un enfant anxieux de tout, pour tout. 103

9. La toute puissance infantile :.....................................105

10. Un enfant qui refuse de lire, ce que m'a appris mon fils : 106

11. A l'école :...111

12. Les devoirs :...114

13. TDAH, quand tu nous tiens... 119

14. Apprendre à attendre :...122

15. Les jeux de société : 124

16. Les troubles dyspraxiques : 125

17. **les balades à vélo avec Mathieu** 128

18. **La susu au bec…** 130

19. **Les vidéos :** 132

20. **le sommeil** 135

21. **la gestion de l'entourage** 136

22. **Choisir les jeux…** 138

23. **La médiathèque :** 139

24. **La génétique, encore la génétique :** 140

25. **La fratrie :** 143

27. **Le conseil de famille :** 148

28. **Psychologie positive, sophrologie, méditation de pleine conscience** 151

29. **« Surdoué », une dénomination bien mal trouvée…** 153

30. **EN RESUME : HPI EN DIFFICULTE** 158

Un long chemin commence toujours par un premier pas...

Lao Tseu

Pourquoi écrire notre histoire, encore une...

Nous nous sommes retrouvés démunis face à un enfant qui va mal... désemparés face à une situation inhabituelle... les conseils de l'entourage, l'avis des autres parents ne nous étant d'aucun secours...

Un enfant qui va bien, c'est normal, un enfant heureux de vivre, d'aller à l'école retrouver ses copains,... c'est normal. On ne se pose pas trop de questions, ou alors celles que se posent la plupart des parents... dans ce cas, l'échange avec les autres ou les livres de bon sens sur l'éducation des enfants suffisent...

Quand son enfant va mal et qu'on est perdu, que les stratégies habituelles ne marchent pas, on essaie de comprendre et on ne trouve pas forcement de réponse claire...

Pourquoi écrire? D'abord, pour nos enfants... car il est bien possible qu'un jour, l'histoire se répète et comme on dit « un homme averti en vaut deux »..., pour la famille aussi, en espérant que cela l'aide à mieux accepter....

J'écris aussi pour les autres parents en galère, perdus comme nous, qui ont des difficultés à comprendre leur enfant et son comportement tellement différent des enfants des autres... qui ont entendu tellement de « bons conseils » de la famille, des amis, de l'entourage... « Si c'était le mien, ça ne se passerait pas comme ça ! Vous lui passez tout... cet enfant, il faut qu'il apprenne à obéir !... » Et tant d'autres...

Car, la galère, nous l'avons connu, pendant presque trois ans... à ne pas savoir vers qui se tourner, qui pourrait nous répondre, nous expliquer, nous aider à comprendre pour mieux agir et réagir au quotidien, à croire que l'on n'y arriverait jamais, que de cet enfant, on ne pourrait jamais rien obtenir….

Et puis, peu à peu, à force de recherches, sur internet, dans les livres, de consultations de psychologues, orthophoniste, orthoptiste, psychomotricien, pédopsychiatre, à force de lectures dans tous les sens, on a fini par mieux comprendre notre fils et ses difficultés, son mal-être et sa souffrance… on a pu dans la mesure de nos moyens le soutenir, le réconforter, lui redonner confiance, peu à peu…

Mais pour cela, combien d'énergie déployée, de temps, d'angoisses et d'inquiétudes… Combien de nos certitudes, d'idées préconçues, d'attitudes éducatives inadaptées, avons-nous dû remettre en question … ?

Il a fallu tenir bon face à la désapprobation de la famille et aux contraintes professionnelles. Heureusement, notre couple solide, nous a permis de nous soutenir mutuellement pour défendre notre enfant, que nous sentions en souffrance.

J'ai passé des heures et des heures à lire, livres, articles, sur le haut potentiel intellectuel (appelé aussi précocité intellectuelle ou « les surdoués »), sur le TDAH (trouble déficitaire de l'attention avec ou sans hyperactivité), sur les dyslexies, les dyspraxies. Cela m'a aidé, mais je n'ai rien trouvé de vraiment concret, sur la vie au quotidien et toutes les interrogations, comment faire, que dire ? ni sur l'évolution de ces enfants en dehors de généralités… et puis, quand les troubles sont associés, c'est encore plus compliqué, quelle est la part de l'un ou l'autre? Que faire dans ce cas ? Et là, les livres, internet ne suffisent plus…

Les spécialistes apportent chacun, leur part de réponse, et avec tout ça, on essaye d'avancer, de faire au mieux pour notre enfant…

1. « Le BIG BANG » (histoire de notre fils) :

Quand on est parent, on imagine mal ce qui nous attend quand notre enfant est différent, surtout lorsque cela ne saute pas aux yeux…

J'ai débuté ma vie de mère avec une fille sans problème, qui ne se mettait jamais en danger car intuitivement elle savait jusqu'où elle pouvait aller (monter les escaliers, elle ne l'a fait, que lorsqu'elle s'est sentie à l'aise,…) un peu pataude avec un petit retard psychomoteur par rapport aux enfants de son âge, mais chez une fille, ça passe presque inaperçu, et puis j'avais été pareille, alors…

Si, pourtant! Des crises de colère invraisemblables et qui duraient des heures, mais elles étaient plutôt rares…. C'était une enfant aimant l'école et très appréciée de ses maitresses… Avec de bons résultats, des copines, une vie classique d'enfant qui va bien…

Pourquoi aurait-il dû en être autrement avec notre fils, arrivé 5 ans plus tard ? À part des difficultés à faire ses nuits, rien à signaler pour lui non plus jusqu'à l'âge de 5 ans. Quelques problèmes de prononciation tout au plus notés par la maitresse en moyenne section de maternelle… si ce n'est des gestes répétitifs des mains quand il était anxieux parfois… un besoin récurrent d'être rassuré dans les bras, souvent dans la journée, même au moment des repas…

Comment, quand cela a-t-il débuté ?

Difficile à dire.

C'est lorsque cela a commencé à devenir dur à vivre que l'on a pris conscience du problème.

Car il s'agit bien d'un problème et au final, de plusieurs problèmes…

Cela a commencé quand on n'a plus dormi la nuit. Au début, il venait nous voir une fois, il avait fait un cauchemar, il avait besoin d'être rassuré.

Au début, on se dit : « c'est l'âge, les terreurs nocturnes, c'est un DVD qui lui a fait peur… » On se dit : « ça va passer », mais ça ne passe pas…

Puis, il vient deux fois, trois fois presque toutes les nuits, il est terrorisé, veut rester dans notre lit, parfois, épuisés au bout du troisième réveil on le laisse faire…

On tente l'homéopathie, un mois, cela ne change rien... puis l'Atarax, il se réveille un peu moins mais est grognon dans la journée, comme shooté, alors on le lui donne uniquement le weekend, juste histoire de souffler un peu...

Puis, cela s'aggrave, certaines nuits, il se réveille jusqu'à six fois dans la nuit, et là, ça n'est plus possible, ce n'est pas normal, qu'à son âge, il ait un si mauvais sommeil...

Puis, il a des difficultés à s'endormir, nous sommes obligés de le recoucher, (car se lève, en ayant peur...), une fois, trois fois, ne finit par s'endormir que vers 23 heures parfois, se lève le lendemain épuisé, grognon, et les mauvaises journées suivent les mauvaises nuits...

Vu les conséquences de ses mauvaises nuits, nous finissons par rester avec lui jusqu'à l'endormissement, cela lui permet de dormir un peu plus longtemps mais les réveils précoces continuent...

Sa pédiatre, qui est aussi une amie, nous conseille un suivi psychologique, nous prenons rendez vous avec une psychologue. Nous sommes en mars, il est en grande section de maternelle…

Depuis quelques temps, il nous dit qu'il a peur d'aller à l'école. J'essaye de comprendre, je demande à la maitresse : « non, tout va bien, Mathieu travaille bien, il est sage, il n'a pas de problème avec ses camarades de classe… »

Il continue à se plaindre, je le réinterroge. Non, personne ne lui fait de mal à l'école, la maitresse est gentille. « J'ai peur de ne pas y arriver » me dit-il… que penser de ça ???

Au début, il pose des questions sur la terre, les planètes, le soleil, l'univers,… on est étonné, mais ravi, cet enfant est surprenant et cela nous flatte. Puis il se met à poser des questions sur l'origine du monde, de l'univers, sur Dieu, qui a créé Dieu, sur la mort, l'infini… et là c'est beaucoup moins drôle, on a du mal à répondre, si on répond, une question suit l'autre et c'est l'engrenage, et c'est fini pour l'endormissement…

On sent bien qu'il est anxieux, que toutes ces questions l'envahissent, qu'il a besoin de réponses, alors il demande à regarder les DVD que regarde sa sœur, « Il était une fois la vie, l'homme, la terre, les explorateurs… » Puis les « C'est pas sorcier… », Il adore ça, mais n'est pas satisfait et est de plus en plus anxieux…

À tout bout de champ, il demande : « quand est-ce qu'on va mourir ? Quand est ce que je vais mourir ? » Sur le pas de la porte avant d'aller à l'école… ou bien alors à brûle pourpoint, il nous dit « la vie est triste »…

Les séances chez la psychologue se passent bien, on a plein de choses à lui dire, des soucis familiaux (la grand-mère qui s'est cassé le col du fémur, la fille ainée de Philippe, mon mari, est en train de se séparer, à Marseille) et cela nous stresse, il le ressent peut être ? il réalise que lorsqu'il arrivera au CP à la nouvelle école, sa sœur n'y sera plus, elle va au collège… nous lui faisons visiter la nouvelle école et il voit une maitresse, en juin, pour le rassurer. Cela ne change rien.

La psychologue finit par nous parler de précocité intellectuelle… qu'est ce donc ??? Elle nous conseille de le faire tester, si les troubles persistent. Bof, on ne donne pas suite…

Les vacances d'été 2014 arrivent. Le lendemain, les troubles du sommeil disparaissent ! Miracle !

Alors pendant deux mois, on souffle. Oubliés les conseils de la psy…

Arrive la rentrée des classes, l'entrée en CP, qui ne se passe pas si mal… nous l'inscrivons aux multisports pour essayer de le sociabiliser… et de lui donner un peu d'assurance. Au début, il est content…

Mais au bout de quelques semaines, les réveils nocturnes réapparaissent, puis vient le refus de faire les fiches de lecture. « Je les connais par cœur » nous crie t-il… on laisse courir… Ensuite apparaissent les troubles du comportement, il s'oppose à l'habillage, ne veut plus aller à l'école, ne veut plus se doucher, se laver les dents… tout devient une lutte. Il s'agite. On punit, on crie, on le force, mais rien n'y fait…

Je repense aux propos de la psychologue, je fonce acheter des livres de vulgarisation sur les « enfants intellectuellement précoces » ou « surdoués »,… je retrouve un certain nombre de points communs. **Il vient d'avoir 6 ans**. On prend rendez vous pour faire un « QI » (quotient intellectuel) qui confirme la précocité intellectuelle… enfin, on a une réponse à ces troubles… il parait que quand le diagnostic est fait, tout va mieux… en fait, dans notre cas, pas du tout…

Les troubles s'aggravent, au contraire, il nous dit que ça se passe mal à l école mais qu'il ne peut pas en dire plus, il tape souvent sa sœur…. on reprend le suivi chez la psychologue et là, au bout de quelques séances, il finit par raconter les maltraitances qu'il subit dans la cour de récréation et qui sont passées inaperçues…(certains enfants le poussent, le font tomber par terre et s'assoient sur lui, sur sa tête, soit disant pour jouer…) dans la foulée, rendez vous chez la maitresse, chez le directeur. Et là, oui, du jour au lendemain, le comportement se normalise !!!! Incroyable…

Tout va mieux quelques temps, mais les troubles reprennent et je constate des bleus qui apparaissent sur les cuisses et les fesses, rien à voir avec les bleus sur les tibias habituels à cet âge…les maltraitances reprennent… nouveau rendez-vous chez la maitresse, le directeur, mise en place d'une meilleure surveillance…cela va mieux à nouveau.

Mais persiste un problème, un refus de lire ses fiches de lecture. « Je les connais par cœur ! » ou « c'est trop dur !». Je n'y comprends rien. La maitresse nous rassure : « mais non, tout va bien, il progresse, ne vous inquiétez pas… » Pourtant la fin de l'année scolaire approche et notre fils ne sait toujours pas lire, c'est évident…

J'ai pourtant lu que, souvent, les enfants à haut potentiel intellectuel (HPI), dits « surdoués » savaient lire avant 6 ans… pas le nôtre, en tout cas…

De plus en plus souvent, Mathieu ne veut pas aller à l'école, y va à contre cœur, apparemment les maltraitances ont cessé ou nettement diminué, mais il ne nous dit rien, difficile d'être sûr…

Parallèlement, nous avons mis en place depuis le début de l'année, un système de points sur un tableau avec des récompenses, pour l'inciter ainsi que sa sœur, à rester assis à table, se laver les dents, ranger ses affaires, mettre le couvert, débarrasser,… Cela fonctionne pendant un temps…

Juin 2015, on se décide : changement d'école prévu pour septembre. Décision difficile, lui qui supporte mal les changements, on a beaucoup hésité… Par chance, il est accepté, sa sœur étant dans le même groupe scolaire depuis 1 an.

L'été, à nouveau tout va mieux...

A la rentrée, rendez vous pris avec la maitresse au bout de 15 jours pour avoir son avis... Et là, le couperet : « un enfant qui lit comme ça, reste en CP normalement... » On l'avait bien senti... elle poursuit : « Cela peut être une dyslexie ! »

Tout s'enchaine, bilan orthophonique et diagnostic de dyslexie posé expliquant une bonne part des difficultés. Dyslexique et surdoué, ça ne fait pas bon ménage... l'orthophoniste évoque un trouble de la poursuite oculaire. Bilan chez l'orthoptiste qui confirme le trouble, suivi de séances de rééducation. , elle constate aussi des difficultés à différencier la taille de figures géométriques...

Une rééducation est débutée, et Mathieu va mieux, un peu mieux, mais reste agité à la maison, toujours en difficulté en classe, malgré les progrès en lecture. Mais le plus frappant est la différence de comportement à l'école où il est sage, ne bouge pas, presque effacé et une agitation intense à la maison, surtout à l'heure des devoirs... il reste souvent opposant, parfois provocateur, nous ne savons plus comment agir... Quand on décrit Mathieu à la maison, la maitresse ne le reconnait pas. Ce n'est pas le même à l'école...

Les vacances de toussaint se passent mal, lors d'un repas familial, il est rejeté par tous, c'est le clash... je pleure, je n'en peux plus, on rentre à la maison. Certaines phrases ont été d'une rare violence...Mathieu est malheureux, il pense que la famille ne l'aime pas, ressent le rejet profondément et se renferme encore plus...

On finit par obtenir le nom d'une pédopsychiatre qui connait bien ces enfants... rendez vous prévu en décembre, relativement rapide... c'est notre dernier espoir car malgré les prises en charge, cela reste vraiment très difficile...

On se retrouve dans la salle d'attente. Je suis médecin, neurologue d'adultes. Jamais je n'aurais imaginé me retrouver dans la salle d'attente d'un psychiatre pour un de mes enfants... c'est étrange de se retrouver de l'autre coté de la barrière...

Mais en même temps, on a tellement hâte d'obtenir des réponses, de comprendre, de trouver des solutions, car la vie est devenue insupportable…

Le premier contact est bon, très bon même.

Les questions fusent : Age, date de naissance, quelle classe ? La grossesse s'est bien passée ? …

Il a 7 ans, il est en CE1. Oui, la grossesse s'est bien passée. Et nous, les parents, des antécédents ? Comment était-on à l'école ?

Rien à signaler. Enfin, rien de notable, moi, j'étais sérieuse, trop même. Et Philippe était espiègle.

Notre fils a eu une petite enfance sans problème majeur, jusqu'à l'âge de 5 ans. Il pleurnichait souvent et demandait les bras pour se rassurer. En y repensant, il était assez remuant, cassait beaucoup les jouets pour voir comment ils étaient à l'intérieur, arrachait les plantes dans le jardin, écoutait peu les consignes. Un jour, il a lancé le chat dans la piscine, apparemment pour savoir s'il savait nager ! Comme il ne voyait ressortir que le museau, il a couru chercher l'épuisette pour essayer de le rattraper…

Pendant une période, il faisait des mouvements des mains surtout au moment du coucher que j'avais interprété comme des mouvements de réassurance et qui ont disparu à peu près, quand sont arrivés ses troubles du sommeil.

Nous évoquons ses difficultés à s'endormir sans notre présence, les réveils nocturnes, les divers essais médicamenteux, la psychologue, puis le test de QI, puis les maltraitances à l'école… ses questions à propos de l'univers, de l'origine du monde, de Dieu, de la mort, de l'infini, se demandant sans cesse quand nous allions mourir … son anxiété majeure.

Lorsqu'il est occupé à une activité qui l'intéresse, ça peut aller, il est capable de se concentrer pendant des heures sur une tâche. Il a passé des journées à planter des clous pour fabriquer des inventions de son cru, il taille des pierres qu'il a ramassées dans la rue ou à l'école, essaie de fabriquer des parfums avec des feuilles de citronnier, des feuilles de menthe… mais à table, il est agité, ne tient pas en place, fait tomber les couverts, la nourriture, mange avec les doigts, le plus souvent, malgré nos injonctions incessantes… Lorsqu'il vient jardiner avec nous, il passe sans arrêt d'une activité à l'autre, ne finit rien, oublie les outils partout dans le jardin ; à la maison, il perd son doudou sans arrêt, on passe notre temps à le chercher, alors qu'on lui a demandé mille fois, de le laisser dans sa chambre...

Au quotidien, il anticipe sans arrêt, demande toujours « quand est-ce qu'on mange ? », puis au début du repas, «Qu'est-ce qu'il y a au dessert,... » «Qu'est-ce qu'on va faire ? Je m'ennuie, je ne sais pas quoi faire ? » « Quand est-ce qu'on va mourir ? ... »

Les seuls moments d'apaisement sont devant la télévision (dessins animés paisibles, le reste, il ne supporte pas...), et encore, au bout d'un moment, il gigote sur le canapé, finit par faire tomber la couverture, les coussins... lorsqu'il joue à un jeu sur la tablette, il s'énerve vite car n'y arrive pas bien...

Il est impossible de jouer à un jeu de société avec lui, car il se fâche dès qu'il commence à perdre, lance les cartes ou les dés, les jetons dans toute la pièce, se met à hurler... le jeu ne peut pas durer plus de 5 mn...

Dès qu'il dort moins, il devient encore plus intolérant à la frustration, crie, se plaint de tout, de rien, ne veut pas aller à l'école, refuse de faire ses devoirs (surtout lorsque cela passe par l'écrit), se plaint du bruit (en classe, à la récréation), des exercices qui sont, soit trop durs, soit trop faciles...

Nous évoquons les difficultés en classe : les difficultés d'orientation dans le temps surtout (hier, aujourd'hui ou demain, tout se mélange... une heure, un jour, une semaine, il n'arrive pas à se représenter la durée,...) ; le manque du mot (il comprend parfaitement les concepts mais a des difficultés à trouver le mot qui convient, et fait des périphrases pour s'expliquer,..), lorsqu'il lit, il saute des syllabes, parfois des lettres ou des mots, saute une ligne... il oublie de faire un exercice, ou de répondre à une partie des questions... l'écriture est difficile, il la refuse à la maison,...

La psy nous parle de TDAH (trouble déficitaire de l'attention et hyperactivité). Selon elle, il a un tableau typique. Nous avons du mal à y croire. Comment se fait-il qu'il soit si sage en classe ? Qu'il soit calme par moments et si agité à d'autres... nous pensions que tout était lié au haut potentiel...

Tout cela est bien compliqué…

Pour le sommeil, elle nous propose la mélatonine (« hormone de régulation du sommeil »). Nous sommes prêts a tout essayer, on n'en peut plus de ne pas dormir une seule nuit complète…

Pour le TDAH, elle me donne des noms de livres que je m'empresse d'acheter et de dévorer, nous mettons en place des mesures éducatives de BARKLEY… qui apportent un bénéfice pendant un temps et nous permettent de comprendre certaines choses…

Depuis le début de la mélatonine, l'endormissement est très rapide et les réveils nocturnes sont plus rares et Mathieu est plus disponible, moins grognon, plus gai.

En revanche, il reste très agité certains jours, c'est parfois lié à un événement à venir mais parfois, sans raison. Reste le comportement provocateur qui survient surtout quand il s'ennuie ou qu'il est fatigué (il baisse son pantalon et nous montre ses fesses, il recrache son lait dans son bol au petit déjeuner…) il pousse des hurlements stridents, si on dit un mot qui lui déplait, si on ne comprend pas tout de suite ce qu'il a voulu nous dire,... provoque sa sœur, et si elle lui répond, il la tape...

Un jour en allant chez l'orthoptiste, il m'a demandé de regarder quelque chose et comme je n'ai pas regardé à temps, il a crié, donné des coups de pied sur mon siège sans s'arrêter, puis ne voulait pas sortir de la voiture pour le rendez vous, puis il a essayé de me provoquer... il a fallu que je le menace d'une punition pour que cela se calme un peu.

Ce qui nous inquiète le plus, c'est la méchanceté de certains comportements (embête les chats, nous pique avec un cure dents, mord sa main, son étui à lunettes ...)

La pédopsychiatre nous explique les difficultés qu'il éprouve à gérer ses émotions, d'où les explosions de colère... nous comprenons peu à peu qu'il manifeste son mal-être en classe, par de l'agressivité envers lui-même et parfois les autres, à la maison...

Il nous dit moins qu'il ne veut pas aller à l'école. Mais il a beaucoup de mal à retenir l'orthographe des mots, même lorsqu'on les révise. Il écrit très mal, est difficile à relire, mais la maitresse nous dit de mettre l'accent sur la lecture, ce qui est essentiel, et de ce point de vue là, il progresse.

Il dit qu'il s'ennuie, ne sait pas quoi faire, ne veut pas faire de coloriage, de dessin, les Legos sont difficiles à emboiter, ...

Nous avons eu les résultats du bilan psychomoteur fait pendant les vacances de février qui confirme un retard psychomoteur dans la coordination des mouvements. La coordination est aussi gênée par une fébrilité dans la réalisation du mouvement (qui le rend excessif et lui fait rater le but recherché), liée à l'anxiété majeure, au manque d'assurance et à moindre degré aux troubles de l'attention et l'hyperactivité. Cela explique ses difficultés à manger correctement à table, à s'habiller par moments, son refus des chaussures à lacets... Mais aussi son refus de poursuivre l'activité multisports l'année dernière car il se sentait mal à l'aise et encore une fois nul...par rapport aux autres. Si nous avions été sensibilisés plus tôt à cela, peut être, aurions nous pu éviter de nombreux affrontements.

Les différentes lectures depuis l'annonce du TDAH nous ont amené à modifier notre comportement, notre regard sur notre enfant, à changer notre façon de l'éduquer. Cela nous a permis de prendre du recul, de voir notre fils différemment et de voir tout ce qu'il fait de bien, tout ce qu'il a de bon en lui et qui se cachait derrière ce comportement difficile et opposant que nous avions au premier plan, avant de savoir mieux regarder.

On sait maintenant que Mathieu a un haut potentiel intellectuel, un trouble déficitaire de l'attention, est dyslexique, dysgraphique, dyspraxique et hyperactif.

Malgré nos modifications éducatives, cela reste difficile au quotidien, Mathieu reste très impulsif, parfois provocateur, souvent agité et a des résultats scolaires en dent de scie, avec des oublis de réponse à certains exercices, ou des exercices non terminés sans savoir pourquoi, saute des lignes lors de la lecture, saute des syllabes ou des mots...(probablement les troubles de l'attention du TDAH...) Refuse d'écrire les mots à apprendre, l'écriture reste une épreuve pour lui, refuse toujours régulièrement de faire ses devoirs.

La psychiatre propose d'essayer le traitement par méthylphénidate, traitement qui a ses partisans et ses détracteurs... difficile de se faire une idée, même quand on est médecin et qu'on lit le pour et le contre…

Mais la vie à la maison reste difficile, les relations avec la famille aussi. A noël, chez ma mère, qui se croit investie du savoir, on se heurte à des remarques dénigrant notre rôle de parents, alors qu'on a besoin de soutien…, nous réduisons les contacts… Du coté de la famille de Philippe, nous appréhendons les réactions et finissons par limiter la durée des séjours.

A l'école, les résultats sont loin d'être mirobolants…Un après midi, il est agité, fait n'importe quoi et lors du bain, finit par me dire « maman, j'arrive à rien !, je veux bricoler et je n'arrive pas à faire ce que je veux, je n'arrive à rien, je veux dessiner et je n'arrive à rien !! Ce que je fais, c'est nul !!! »

La psy nous conseille d'essayer le traitement car il peut être bénéfique pour le développement psychomoteur et l'acquisition des automatismes de la vie de tous les jours…

Fin mars 2016, Nous débutons une forme à libération prolongée (10h environ d'action), il est moins agité pendant la journée, les repas se passent mieux, il accepte mieux de faire ses devoirs, mais le soir, fait des crises de colère pour des raisons futiles, ne supporte pas la frustration, et recommence à avoir des difficultés a s'endormir… nous le remplaçons par une forme à durée de vie plus courte… le sommeil s'améliore, mais il continue à faire des crises de colère le matin avant d'aller à l'école, et le soir… (Probable effet rebond de fin d'action du médicament)

A l'école, les troubles de l'écriture diminuent, il y a moins d'exercices non faits, d'oublis. La lecture s'améliore mais reste difficile.

Au bout de quelques jours, les crises de colère diminuent, mais il reste triste, pendant les vacances de pâques, un soir, au coucher, il me dit « j'aime pas la nuit parce qu'après, c'est le jour et que ça me rapproche de l'école, puis aussi de la mort »… un autre jour, il fait une crise de colère car la pluie s'est mise à tomber !!!…

Maintenant, nous avons compris qu'il faut lui demander de faire les choses contraignantes quand il est reposé (douche, devoirs, aider à la maison,…) ou avant une récompense… on sait aussi qu'il faut penser à le prévenir à l'avance, et qu'il lui faut un délai avant d'obéir…

Certains jours, il refuse encore de se doucher ; quand j'insiste, il claque la porte et s'enferme à clé dans la salle de bains !... d'autres fois, c'est rare, mais plus reposant, il décide de se doucher seul sans qu'on lui demande et sans crier…

Depuis le début du méthylphénidate, j'ai pris l'habitude de noter régulièrement les incidents et les moments positifs du quotidien, cela permet d'en discuter avec la psy sur des données concrètes.

Mi avril, il fait un stage d'équitation avec sa sœur. Bien qu'il y aille un peu à contre cœur, finalement il se débrouille plutôt bien et revient content ; les relations avec les autres restent très limitées… Le lendemain, il revient fatigué, fait une crise de hurlements, et me lance des stylos à la figure… finit par me dire qu'il est en colère car il pleut!!!... je lui demande de ramasser les stylos pour réparer, il refuse… je réitère ma demande en lui proposant de le faire plus tard… quelques minutes après, il vient les ramasser et me demande un câlin… reste dans les bras un moment….

Le dernier jour du stage, il finit par jouer un peu avec les autres enfants....

Un soir, en rentrant, il nous demande : « vous êtes contents de m'avoir ? Car c'est trop dur de s'occuper d'un enfant comme moi... », Nous le rassurons, lui disons à quel point nous l'aimons, pourtant, plusieurs fois dans les mois qui suivent, il reposera cette question...Il nous dit aussi qu'il ne se mariera jamais, pour ne pas avoir d'enfant comme lui !!!...

La semaine suivante, visite du Futuroscope avec des amis ; il ne veut pas perdre une minute entre chaque animation, fait des crises si je parle à mon amie...

Après un retour tardif et une nuit courte (qu'il se couche tard ou tôt, le réveil est toujours précoce, parfois même avant 6 h du matin...) il s'ennuie, ne sait pas quoi faire, pleure, aucun jeu ne l'intéresse, refuse de se doucher...la nuit suivante est plus réparatrice,... il va mieux, accepte de se doucher, de faire ses devoirs !!!

Le retour à l'école est difficile, il revient avec le pantalon déchiré, se fait bousculer à la récréation...

chez l'orthophoniste, il devient opposant et agressif dès qu'un exercice le met en difficulté…

Il accepte mieux de faire ses devoirs s'il est sur mes genoux, ça le rassure. Il m'explique qu'il a peur de se tromper et que ça le bloque.

Puis, il nous dit souvent qu'il ne veut pas aller à l'école, que les copains l'embêtent à la récréation, se moquent de lui… il voudrait pouvoir rentrer à la maison à midi… il trouve les journées trop longues… quand il rentre le soir après de mauvaises journées, il fait n'importe quoi, casse ses jouets (met sa voiture télécommandée dans l'eau…), remplit d'eau le tube de dentifrice …

Il refait des crises car ne veut pas apprendre ses tables de multiplications… « Je les sais par cœur »…Il hurle, encore et encore, je me fâche, il finit par essayer de les réciter… en fait, il ne les sait pas… après 2h de bataille, de cris, il finit par accepter de les lire…mais ne réussit pas à les garder en mémoire.

Mi-mai 2016, il refuse de continuer sa rééducation chez l'orthoptiste…j'insiste, il refuse de rentrer dans la salle d'attente… je rentre seule, il me rejoint au bout de quelques minutes… il n'accepte de rentrer que si je suis présente et à la condition qu'on annule les prochains rendez vous...

Il est réticent aussi pour l'orthophoniste, mais on finit par négocier de continuer les séances jusqu'à fin juin et on verra ensuite en septembre...

Mathieu répète qu'il n'aime pas aller à l'école. Au début c'était parce que c'était une nouvelle école, parce qu'il n'avait pas de copains, que les enfants le bousculaient,...maintenant il exprime mieux ses craintes.

Il nous dit qu'il ne supporte pas de se tromper, de ne pas y arriver, il ne supporte pas l'échec. Il vit très mal quand la maîtresse lui fait une remarque, s'il a mal écrit ou s'il a oublié un cahier à la maison, il se sent nul. Si on lui dit de fermer son manteau dans la cour, pour ne pas prendre froid, il le prend pour une réprimande... et aussi, il trouve qu'il perd son temps, il a l'impression de refaire mille fois des choses qu'il sait déjà et donc inutiles...ou alors, c'est trop dur, il n'y arrive pas et c'est insupportable.

Nouvelle réunion avec la maitresse et la directrice en vue d'une demande de PAP (plan d'accompagnement personnalisé). Nous obtenons un accord du médecin scolaire.

Cela va de nouveau moins bien, lorsqu'on va en famille, il se comporte mal, refuse d'écouter, d'attendre. Il s'enferme à nouveau dans la douche, je lui dis que c'est inacceptable, cela finit par une fessée. Plus tard il finit par se doucher seul, la porte ouverte… plusieurs fois, il accepte de se laver avec un gant de toilette….le traitement par méthylphénidate est augmenté.

Le matin, il est de plus en plus provocateur, il joue avec ses habits, lèche la tasse au lieu de boire son lait pose des questions dénuées de sens « qu'est ce que le contraire de 1500 ? »

Dès que les vacances d'été 2016 arrivent, on constate à nouveau une amélioration globale du comportement ; …Il reste agité souvent, mais il n'est plus opposant….

Sa marraine est venue en juillet, pour être avec sa sœur et lui, comme elle le fait depuis plusieurs années. C'est la seule, en dehors de nous, à le comprendre, à percevoir sa fragilité, et son besoin de réassurance, bien plus que de réprimandes… il faut dire qu'elle a une patience, à toute épreuve... c'est la seule à avoir de façon innée, la bonne attitude éducative face à lui, comme elle l'avait eu avec mon frère et moi, enfants.

Nouveau stage d'équitation fin aout ; puis la rentrée des classes ; très anxieux...

La rentrée en CE2 se passe plutôt bien, Mathieu est content, la maîtresse parle du vivre ensemble, d'apprendre à accepter les différences, ce sont des mots qui le touchent et il se sent compris... tout va bien. Nous prenons rendez vous avec elle au bout de 3 semaines pour faire le point.

Nous sommes un peu déçus, les informations n'ont pas été transmises d'une année sur l'autre. La nouvelle maîtresse a repéré le comportement lié au haut potentiel intellectuel. Mais, elle n'est pas au courant pour la dyslexie, les troubles orthoptiques et dyspraxiques ni pour le TDAH. Elle émet même des doutes quand à ces diagnostics... Mathieu fait juste un blocage psychologique qui l'empêche de progresser, cela ira mieux dès que le blocage sera levé !!!... notre fils est présent lors de cette réunion, sent-il la réticence de la maîtresse ?

Puis, arrivent les dictées de mots à apprendre, les autodictées, les poésies... au début, il fait de son mieux mais gêné par l'écrit, il refuse d'écrire les mots à la maison, les épelle à l'oral, mais le jour du contrôle, perd ses moyens, oublie tout et fait de nombreuses fautes. L'orthophoniste nous avait prévenus du risque de dysorthographie, et les séances ont repris fin septembre... malgré cela, les mauvaises appréciations affluent, les coloriages demandés sont une épreuve pour Mathieu, il essaye de ne pas dépasser, n'y arrive pas, fait des gestes brusques, s'énerve, veut effacer ce qui dépasse, froisse la feuille, et c'est la crise... j'en arrive à lui épargner ces exercices et je préviens la maîtresse.

Les autodictées, les poésies, deviennent un vrai cauchemar, il recommence à ne plus vouloir aller à l'école, il refuse de porter son cartable de la voiture à la maison, se met en colère sur le trajet de l'école car une voiture le surprend en démarrant à coté, fait une colère, car la porte d'entrée de la maison est fermée en arrivant, lui donne des coups de pied,...se met debout sur le canapé, saute partout,...

Arrivent les vacances de toussaint, il vient d'avoir 8 ans.

Il est triste, ne s'intéresse à rien, ne veut plus manger, maigrit, se met à regarder des vidéos de « Mario » sur Youtube en se cachant sous ses couvertures dans son lit toute la journée. Refuse d'apprendre les mots. Finit par accepter au moins de les chercher dans le dictionnaire…

Lors d'un weekend, en famille, fait une crise de colère car sa sœur le dépasse à vélo, jette son vélo par terre au milieu de la route, dans un tournant et lui court après en criant ! Il ne supporte pas…

Plus tard, il saute à nouveau sur le canapé, jette les coussins et les couvertures, ne ramasse pas ce qu'il vient de faire tomber, joue avec ses céréales, menace de les lancer avec sa cuillère, renverse le bol et fait tomber le lait… la famille autour est à bout… et nous, nous sommes impuissants face à ce mal être….

Le 1er novembre de retour à la maison, nous en parlons avec lui lors du conseil de famille que nous avons instauré il y a quelques semaines. Sa sœur est absente (chez une copine), on peut parler : nous lui demandons ce qu'il faut que nous fassions pour qu'il se comporte mieux, pourquoi il est ainsi. Il finit par nous dire qu'il est très angoissé à l'idée de se tromper, de ne pas réussir, de mal faire. Cela l'angoisse tellement, qu'il préfère ne pas faire, quitte à se faire punir ou à avoir de mauvaises notes….

Il ressent profondément le rejet de la famille, il nous dit «les gens de la famille ne m'aiment pas… Il n'y a que vous et ma marraine, qui m'acceptiez comme je suis… »

Il nous dit que de crier ou de le punir, ne ferait qu'aggraver les choses… nous lui demandons de faire des efforts pour ses devoirs.

Le lendemain, changement radical de comportement, il accepte de réviser ses mots, déjeune sans trop s'agiter, joue aux « Playmobil »… puis au retour de sa sœur, lui demande de lui apprendre à faire un Powerpoint, et ils passent une heure et demie tous les deux sans se disputer devant l'ordinateur… le lendemain soir en rentrant de l'école veut faire un Powerpoint tout seul, et le fait….

Cela va à peu près pendant dix jours puis le jour de l'autodictée, ne veut pas se lever, ne veut pas s'habiller pour aller à l'école, je finis par l'habiller….

Deux jours plus tard, il refuse que je lui coupe les ongles, je dois le contraindre, ils sont vraiment trop longs et sales…. Il refuse de venir à la médiathèque, finit par venir, mais reste dans la voiture…. La semaine suivante, il jette les pions des échecs dans tout le salon car sa sœur a fait quelque chose qui ne lui a pas plu, puis plus tard il jette les « Playmobil » car ils ne tiennent pas debout comme il voudrait !!! Il jette les coussins partout dans le salon, se met à faire rouler une moto sur les touches du piano… on le gronde, il recommence quelques secondes après avec un « Playmobil », on le gronde à nouveau, mais il recommence jusqu'à ce qu'on finisse par l'isoler…. La vie redevient infernale comme à la toussaint du CP. Même Mathilde n'en peut plus du comportement de son petit frère, elle ne supporte plus l'ambiance délétère à la maison…pourtant, elle est patiente avec lui…

Je suis allée voir la maîtresse avant les vacances pour lui parler du comportement de Mathieu. Mais pour elle Mathieu va bien, il ne semble pas être maltraité par les autres enfants, et effectivement je n'ai pas constaté de bleus inquiétants, et lui, assure qu'il ne se passe rien,…

Le 30 novembre 2016, nous revoyons la psy qui propose de répartir différemment le traitement, on essaye le méthylphénidate le matin et à midi. Le comportement est en dent de scie, il commence à refuser le comprimé de midi…

Mi-décembre, nous décidons de retenter le traitement à libération prolongée comme il avait au début, il le supporte mieux que la première fois et maintenant s'endort sans problème, il faut dire que nous avons dû augmenter la mélatonine à 2 mg… la dernière semaine d'école se passe plutôt mieux… il passe la première semaine de vacances à se reposer en regardant ses vidéos de Mario… il reste complètement en retrait par rapport à la famille et à nous, mange toujours peu…

Nous le laissons regarder ces vidéos car elles n'entrainent pas d'anxiété, il n'a même pas à se confronter aux difficultés du jeu, puisque c'est un autre qui joue…., elles lui occupent l'esprit, le font rire parfois, l'empêchant de penser, évitant l'ennui, qu'il ne supporte pas…

Devant son état de fatigue, nous nous sommes organisés pour aller le chercher à midi un jour par semaine depuis fin décembre et il nous en est très reconnaissant.

La rentrée de janvier 2017 se passe à peu près bien, la réunion pédagogique avec la maitresse, la directrice, la psy et l'orthophoniste est prévue le 19 janvier, Mathieu est au courant. Les comportements provocateurs et opposants ont disparu depuis noël.

Effet du changement de traitement ? De la réunion à venir ? Le fait que nous acceptions qu'il regarde ses vidéos ? La pause de midi à la maison, une fois par semaine ?... probablement un peu tout...

La psychiatre, fait comprendre à la maîtresse que certains apprentissages sont difficiles pour Mathieu et qu'il est préférable de ne pas le pénaliser sur ces difficultés mais plutôt l'encourager dans ses progrès pour lui redonner confiance en lui ; en particulier ne pas se focaliser sur l'orthographe qui reste compliquée, ni sur les tables de multiplications, pour lui permettre de réduire son anxiété de performance.

Je demande si complexifier les activités, ou un décloisonnement ne pourrait pas relancer la motivation, la psy insiste sur la diversification des exercices pour éviter l'ennui, plutôt que complexifier qui risque de le confronter davantage à l'échec qu'il tolère mal.

Le lendemain matin, il est très agité et provocateur, il finit par exprimer sa peur d'aller à l'école car il y a autodictée !! Le soir, il rentre, joyeux, détendu, la maîtresse lui avait parlé, l'avait rassuré, en relativisant l'importance de l'autodictée…

A partir de ce moment là, nous assistons à une amélioration radicale du comportement, notre enfant n'est plus opposant, est rarement provocateur, il accepte avec moins de peine de faire ses devoirs, accepte de s'occuper à autre chose qu'à ses vidéos, si nous le laissons les regarder quand il est fatigué…

Depuis qu'il écrit mieux, qu'il lit mieux, que sa maîtresse l'encourage et est plus indulgente sur ses erreurs, son comportement s'est amélioré à la maison. J'en arrive à penser que grâce au traitement et aux regards bienveillants, il améliore son estime de soi et cela se répercute sur son comportement (comme le suggèrent mes différentes lectures). Il semble qu'il nous ait fait « payer » ses difficultés à l'école.

Au début des vacances d'hiver 2017, nous faisons passer un test de QI (quotient intellectuel) à sa sœur qui confirme le même mode de fonctionnement que son frère. Nous leur expliquons à tous les deux. A partir de là, leur relation s'améliore, leur connivence augmente, Mathieu devient plus souriant. Est-ce de ne plus se sentir seul dans son cas ? Mathilde ne montre plus de jalousie récurrente. Elle n'en pouvait plus du temps et de l'attention que nous portions sur son frère, enfin, nous prenions en compte sa souffrance à elle...La semaine au ski en famille s'est plutôt bien passée, nos enfants progressent tous les deux et sont enchantés.

Mathieu reste agité le matin et le soir, mais les pensées négatives sont plus rares, il fait le clown, est content de nous faire rire... sa gaité est revenue, et la vie à la maison est beaucoup plus sereine et agréable... enfin, nous soufflons...

Il a même souhaité qu'on enlève la lumière dans sa chambre pour s'endormir, nous sommes ravis...

Le 20 mars, départ en classe de neige à Saint Lary avec la classe, il est anxieux mais heureux de partir, d'aller skier... nous espérons que cela va l'aider à nouer des liens avec les autres enfants de sa classe, que cela va lui permettre de « travailler les habiletés sociales » comme dirait sa psy…

Malheureusement, au retour, la première chose qu'il nous dit : « ça s'est mal passé ! » sa maitresse nous raconte qu'il a eu presque tous les jours des « coups de blues », ressentant de façon aigue le manque de sa famille… nous le trouvons triste, amaigri, il a perdu 2 kg,(pour un gabarit de 1m40 et 29 kg au départ), sans appétit, sans envie de rien… alors qu'apparemment tout s'était bien passé… et l'on découvre que les chaussures de ski l'ont blessé au point qu'on retrouve des plaies qui ont mis 15 jours à cicatriser… il l'a pourtant signalé, mais pas au bon moment et après c'était trop tard, puis il a mal supporté les remarques négatives du moniteur, qui les traitait de « nuls »… il a été révolté par les bêtises des autres enfants sur les pistes, … toutes ces choses qui ne sont que de petits énervements pour un enfant au QI normal, passant vite au second plan, et qui chez lui prennent une telle importance que toute sa vie en est bouleversée, que l'absence de sa famille dans ce contexte devient insupportable car plus personne ne sait le rassurer comme il en a besoin…

A nouveau, il lui faut de la lumière dans sa chambre pour s'endormir, il nous tient la main, s'accroche à nous pour se rassurer. Il ne s'est pas fait d'ami... c'est plutôt un retour en arrière.

Il a encore plus besoin d'être rassuré, retrouve ses habitudes à la maison, ses rituels... nous le laissons regarder ses vidéos, qui le relaxent et l'empêchent de penser à ses idées noires... il se met à jouer à « Minecraft », arrive à construire une maison avec piscine, une serre ou poussent des plantes qu'il récolte, il nous montre, nous en parle, retrouve peu à peu du plaisir, et des envies, se remet à manger, reprend du poids... (« Minecraft », monde virtuel où même si l'on meurt, on revit à nouveau, où la construction ne dépend pas de l'habileté des gestes, il suffit d'appuyer sur l'écran et d'avoir des idées...)

Le stage d'équitation pendant les vacances de pâques, lui fait du bien, il réussit et cela le valorise...

Il retrouve le sourire, l'envie de faire autre chose que de rester plongé dans ses vidéos, il nous parle des moments difficiles vécus et passe à autre chose...

Aujourd'hui début juin 2017, les crises de colère ont quasiment disparu, si on le prévient quelques minutes avant, il est capable d'arrêter une activité qui lui plait (la tablette en général), pour venir prendre ses repas et partager des moments avec nous, pour faire ses devoirs, ou se doucher, s'habiller ou se mettre en pyjama… il participe un peu au rangement, pense plus souvent à jeter ses trognons de pommes dans la poubelle plutôt que de les laisser trainer, ramasse ses habits qu'il a laissé par terre, aide à débarrasser le couvert, participe à l'arrosage des plantes… il est toujours agité, surtout au moment des repas, un peu provocateur avant la prise du médicament et le soir, … mais maintenant nous avons compris et nous ne réagissons plus au quart de tour, quand la provocation reste acceptable…

Et surtout, il a arrêté d'embêter les chats, on le surprend même à les caresser… il ne tape plus sa sœur, se chamaille avec elle banalement comme la plupart des enfants de son âge, il ne se mord plus, n'essaye plus de se faire mal… il ne hurle plus à la moindre frustration…

Quand on l'a vu il y a à peine six mois et maintenant, le changement est impressionnant !!! à l'école, il participe et fait des progrès, il reste en difficulté en orthographe, mais est valorisé par la maitresse sur ses performances en mathématiques, il nous dit être content d'aller à l'école, surtout les jours où nous pouvons le récupérer entre midi et deux ; il se repose davantage et donc se comporte mieux...

Il lui arrive encore de temps en temps de se réveiller la nuit, anxieux, inquiet. En général, c'est lié à des phrases ou à un changement apparemment anodins pour un adulte, et le jour suivant est difficile, il est à nouveau provocateur, agité, ne supporte pas l'ennui. Nous le rassurons, notre patience est mise à l'épreuve jusqu'à la nuit suivante...

Nous avons bien compris, que ce n'était pas gagné, loin de là, que nous allions devoir naviguer a vue, encore longtemps, que l'arrêt des médicaments n'est pas pour demain, que chaque année scolaire aura son lot de complications, de réunions pédagogiques,...qu'il faudra encore et encore, reprendre les explications, convaincre les enseignants du handicap de notre enfant, afin qu'il soit mieux accepté… mais, notre vie est plus paisible et notre fils plus heureux…

Que c'est agréable de le voir aller à l'école sans avoir la peur au ventre, sans nous dire à tout bout de champ « je n'aime pas l'école, je ne veux pas aller à l'école… »

Quand je pense à nos réprimandes, nos cris, réactions de colère, (alimentés au début par notre propre éducation puis par la désapprobation de la famille) inutiles et néfastes, je m'en veux de ne pas avoir compris avant….

Plutôt que de s'énerver devant un enfant qui s'oppose à un apprentissage, il faut essayer de comprendre les causes. Et quand elles sont multiples ou intriquées, c'est plus compliqué… mais pas insurmontable…

Et surtout, il faut arriver à adapter les demandes, aux capacités de l'enfant et cela n'est possible que lorsqu'on a compris, ce qui pose problème.

Une difficulté surmontable et surmontée est source de plaisir et de confiance en soi et finit par créer un cercle vertueux…

Alors que c'est tout l'inverse lorsque la difficulté ne peut être surmontée : échec, colère, perte de confiance en soi, dévalorisation, refus de retenter l'expérience...

Nous l'avons constaté chez notre fils lorsqu'il se faisait maltraiter par ses camarades de classe, en CP. Il ne disait rien de ses difficultés, mais les exprimait par ses colères, son opposition et son agitation à la maison. De même, son incapacité à obtenir de bons résultats en classe, et l'absence de reconnaissance de son handicap par l'entourage (parents, famille, enseignants...), il les a exprimées par son agitation et ses colères à la maison.

2. Les enfants surdoués ou à haut potentiel intellectuel (HPI) ou dits intellectuellement précoces : survol des données actuelles.

On estime que 200 000 à 400 000 enfants présentent un haut potentiel en France, (quotient intellectuel (QI) supérieur à 130), un tiers d'entre eux environ va bien.

La première idée qui vient à l'esprit quand on n'y connaît rien, c'est qu'il s'agit d'enfants supérieurement avantagés et qui ne peuvent que réussir ce qu'ils entreprennent...Pourtant, on sait qu'environ les deux tiers de ces enfants sont en difficulté scolaire et ont des troubles psychologiques graves.

Pourquoi ? Car QI (quotient intellectuel) élevé veut dire des résultats à des tests étalonnés bien au-dessus de la plupart des enfants du même âge. Cela veut dire intelligence hors norme. (Statistiquement environ 5% de la population a un QI au dessus de 130.)

Les professionnels en contact avec eux retrouvent des caractéristiques communes indépendantes du tempérament de chacun :

Une pensée en arborescence prédominante sur la pensée logique.

Schématiquement, le cerveau gauche commande la pensée logique, séquentielle, plus lente mais efficace avec peu de risque d'erreurs ; le cerveau droit commande la pensée intuitive, par association d'idées, la pensée en arborescence, beaucoup plus rapide mais avec un plus grand risque d'erreurs.

Chez les personnes avec un HPI, le fonctionnement du cerveau droit prédomine sur le gauche, (dans la population générale, c'est l'inverse) entrainant un fonctionnement par association d'idées, intuitif beaucoup plus que logique.

Le cerveau ne peut s'empêcher de penser, il fait ça en roue libre chez tout le monde, mais encore plus chez eux, et les pensées deviennent alors difficiles à canaliser, avec une plus grande difficulté à sélectionner l'information pertinente. Le cerveau reçoit trop d'informations extérieures (visuelles, auditives, olfactives, gustatives et sensorielles) et intérieures (nos pensées, souvenirs, associations d'idées) pour réussir à les trier et les hiérarchiser, ce qui est vrai pour tous l'est encore plus pour eux. Il existe soit un dysfonctionnement du système de tri automatique (déficit de l'inhibition latente), soit un trop plein d'informations à l'arrivée, soit un peu des deux… cela peut entrainer une plus grande difficulté à exprimer sa pensée, à trouver le mot juste.

Une pensée plus rapide avec des réponses fulgurantes, mais un risque d'erreur plus élevé. La compréhension est plus rapide, mais il existe une **intolérance à l'effort lié à la difficulté, une intolérance à l'échec**, avec ses effets pervers :

Plutôt ne pas faire que risquer d'échouer… les tâches jugées trop difficiles seront évitées et recommencer une tâche non réussie peut devenir insupportable… la peur du regard des autres peut aggraver la situation.

Dans la petite enfance, on retrouve comme chez les autres enfants, une **curiosité insatiable, une envie d'apprendre, des questionnements existentiels** (origine de la vie, du monde, de l'univers,…) qui contrairement à la plupart des enfants, chez eux, va prendre une importance vitale, avec une recherche de réponses jamais satisfaite, très anxiogène, car ils imaginent le pire (peur de la mort, des catastrophes naturelles,…). Et cette recherche de sens va persister toute la vie.

Du fait de leur plus grande **capacité d'anticipation**, leur clairvoyance dans certains domaines, ils se projettent et sont encore plus anxieux. Ils perçoivent leurs limites et anticipent leurs difficultés, et deviennent vulnérables car ils voient la perfection qu'ils ne pourront jamais atteindre.

Il s'agit d'enfants, puis d'adultes **hypersensibles, hyperémotifs**. Cette hypersensibilité, cette vulnérabilité à la critique, aux remarques, peuvent déclencher des réactions spectaculaires, démesurées, inadaptées qui vont éloigner les autres enfants, ou adultes. Ils ont **une intolérance à l'injustice** majeure par rapport aux autres. « Être surdoué c'est l'émotion au bord des lèvres, toujours, et la pensée aux frontières de l'infini, tout le temps. » (Jeanne Siaud-Facchin)

Leur vision du monde est différente des enfants de leur âge, et contribue à leur sensation de décalage, leur sentiment d'étrangeté. Leur difficulté à s'intéresser aux sujets qui intéressent les autres, tout cela majore le risque d'exclusion, de rejet des autres, leur difficulté à se faire des amis… ils sont souvent isolés, victimes d'humiliations…

Une intolérance à la frustration exacerbée, source de crises de colère. Un besoin de sens (d'explications), poussé à l'extrême pour accepter de se plier aux règles. Pour les parents tout est démultiplié : l'enfant va exploser à la moindre frustration, discuter tous les ordres, s'effondrer en larmes à la moindre remarque… pourtant, plus encore que les autres, ces enfants ont besoin de se sentir aimés pour être rassurés.

On retrouve **une lucidité exacerbée** sur lui-même et les autres. L'enfant doute de lui, de ses compétences, de ses qualités, au point que cela peut le paralyser. Parfois une impression de suffisance de certains masque une plus grande fragilité, une plus grande souffrance…

L'empathie, cette capacité parfois intense à ressentir ce que ressent l'autre, est aussi souvent présente pouvant compliquer l'existence mais parfois être une chance pour certains métiers.

Une soif d'absolu, de perfection, qui peut avoir des effets négatifs : soit c'est parfait soit ce n'est pas la peine de faire... incapacité à entreprendre...

A la maison, la sensation de toute puissance infantile, d'avoir les moyens de changer le monde, alterne avec la peur démesurée de la complexité du monde, puis à l'adolescence de la sensation d'impuissance, la perte du sens de leur vie...

Pour ces enfants, réussir sa vie c'est changer les choses, aider l'humanité... comment être heureux, en étant terrifié des malheurs du monde et de l'injustice de la vie? Comment se sentir bien alors que tant d'autres souffrent ? Comment prendre le droit de rester centré sur soi même sans se préoccuper du destin du monde ? Quand on apprend qu'il existe « une relation intime entre l'extrême intelligence et la vulnérabilité psychique » (Jeanne Siaud-Facchin) tout le reste suit : une recherche de sens à la vie hors norme, une lucidité hors norme, une anxiété hors norme, une sensibilité hors norme, une réceptivité émotionnelle hors norme.

Ce sont des enfants dont la maturation cérébrale semble plus lente que la plupart des enfants du

même âge. C'est « une force fragile dont il faut prendre soin ».

Enfants des extrêmes, plus tard, ce seront toujours des adultes « plus » : plus anxieux, plus fragiles, plus émotifs, plus sensibles, plus lucides, plus intuitifs, plus préoccupés de l'avenir du monde et de l'humanité... Avec un besoin de savoir et de maîtrise exacerbée. Une remise en question incessante de tout, une lucidité aiguisée sur les autres et sur soi.

« L'intelligence excessive est un double mal : elle fait souffrir et personne ne songe à plaindre celui qui en souffre. Au contraire elle peut susciter jalousie et agressivité » (Jeanne Siaud-Facchin) .

Une plus grande difficulté à interpréter les implicites de l'école, du quotidien renforce le sentiment de décalage par rapport aux autres :

Les mots sont souvent compris au sens strict entrainant parfois une incompréhension. Les enseignants n'imaginant pas que ces implicites puissent être compris différemment du sens habituel (énoncé, consigne,...) vont parfois conclure à une faible intelligence de l'enfant ; l'enfant en déduira qu'il est nul... surtout si le regard de l'adulte va dans le même sens. Lorsque la réponse demandée parait trop simple, trop évidente, cet enfant n'imagine pas possible une telle réponse, trop simple, alors il cherche autre chose, et s'égare...Lui, qui a des difficultés à accéder aux étapes de son raisonnement , aura du mal à argumenter , à structurer ses idées.

Intolérance à l'ennui : L'ennui qui peut faire décrocher tout enfant, devient chez eux, insupportable au point qu'il peut déclencher l'agitation en classe... Son inattention résulte de la démotivation, son impulsivité lui permet de lutter contre l'ennui; s'il n'est pas stimulé, l'enfant est assailli de questions existentielles.

Les troubles « dys » semblent plus fréquents chez ces enfants (dyslexie, dysgraphie, dysorthographie, dyspraxie, troubles visuo-spatiaux et troubles attentionnels,...) mais avec souvent un retard de diagnostic fréquent liées aux stratégies développées par l'enfant pour essayer de compenser ces troubles.

Les troubles oculomoteurs sont récurrents, les troubles du sommeil avec difficultés d'endormissement et réveils nocturnes...(la peur de la nuit, l'anxiété, les cauchemars,...)

Tout enfant a besoin du regard positif des autres pour grandir et renforcer sa propre estime, chez ces enfants, ce besoin est décuplé. Ainsi que le besoin d'être rassuré, surtout s'il se trouve en difficultés d'apprentissage. Il a besoin d'être aidé à s'accepter tel qu'il est, et à exprimer ses souffrances.

Ces enfants doivent être reconnus dans leur singularité, et surtout identifiés comme pouvant avoir besoin d'aide et d'assistance de la part des enseignants, et de l'entourage. La collaboration et le dialogue avec l'équipe enseignante sont essentiels pour chercher ensemble, des solutions afin d'aider l'enfant en difficulté.

Ces enfants ont besoin de prendre conscience de leur façon d'apprendre. Lorsqu'ils sont en échec, nous devons les aider à reconnaître le problème afin de développer les stratégies pour le résoudre.

Eviter le mode du tout ou rien : « je sais, je sais ! » refusant d'accepter que quelque chose nous échappe. Ou bien « je ne sais rien et je n'y arriverais jamais » stratégie d'évitement (de se confronter à son sentiment d'impuissance et au regard de l'autre).

L'autoévaluation permet à l'enfant de réfléchir sur lui-même et sa façon de travailler : est ce que je pense que j'ai réussi ? Est ce que je pourrais faire mieux ? Comment ?

Toutes ces informations sont tirées principalement des ouvrages suivants :

- « L'enfant surdoué, l'aider à grandir, l'aider à réussir » Jeanne Siaud-Facchin éditions Odile Jacob
- « Trop intelligent pour être heureux ? l'adulte surdoué» Jeanne Siaud-Facchin éditions Odile Jacob
- « Au secours, mon enfant est précoce ! » Laurence Lalande éditions Eyrolles
- « L'enfant doué, l'intelligence réconciliée » Arielle Adda, Hélène Catroux éditions Odile Jacob
- « 100 idées pour accompagner les enfants à haut potentiel » O. Revol, R. Poulin, D. Perrodin éditions Tom Pousse
- « Mon enfant est-il précoce ? comment l'aider et l'intégrer en famille et à l'école. » Jean Marc Louis interéditions
- « l'enfant précoce au quotidien. Tous mes conseils pour lui simplifier la vie à l'école et à la maison » Béatrice Millêtre édition payot psy
- « Oui, tu peux y arriver ! pour aider un enfant présentant un trouble des

apprentissages » Mélanie Camborde éditions L'Harmattan

3. TDAH : trouble déficitaire de l'attention avec ou sans hyperactivité. Survol des données actuelles. Programme de BARKLEY

La description d'enfants avec des troubles de l'attention et un comportement hyperactif remonte à plus d'un siècle. Bourneville, en France a été le premier à le décrire en 1897.

Il s'agit d'un trouble du développement neurologique (ou neurodéveloppemental) dont la prévalence mondiale avoisinerait 5% (tout âge compris). Il s'agit d'un **dysfonctionnement cérébral qui se manifeste principalement par des troubles comportementaux.**

On retrouve environ **3 fois plus de garçons que de filles**, mais les filles passent souvent inaperçues... **plus de 70% des enfants garderont ce syndrome à l'âge adulte**.

Il est estimé que la transmissibilité héréditaire (part des facteurs génétiques dans l'étiologie d'un trouble) du TDAH est d'environ 80%. Cela signifie que le TDAH se transmet de la même façon que la taille (héritabilité d'environ 90%) ou la couleur des yeux.

Les chercheurs pensent que plusieurs gènes distincts interviennent, l'effet de chacun d'eux étant mineur ou modéré. Plusieurs de ces gènes sont associés aux neurotransmetteurs et aux protéines de transport ou membranaires.

Pour les familles, cela signifie que si un des enfants est atteint de TDAH, il est possible que les autres le soient aussi (risque de 30 à 50%). Les frères et sœurs peuvent manifester des symptômes différents, l'expression chez les filles semble moindre.

Le risque d'échec scolaire est de 30 à 50% lorsque le diagnostic n'est pas fait, et si l'enfant n'est pas aidé.

On peut parler au moins partiellement d'une **immaturité du développement** neurologique qui entraine des difficultés d'autocontrôle du comportement,(des émotions, de l'attention) avec difficultés à planifier, s'organiser, avec comme **symptômes principaux : les troubles attentionnels, l'hyperactivité, l'impulsivité.**

L'apprentissage est plus lent et nécessite plus de démonstrations pour parvenir au même rendement qu'un enfant sans TDAH.

Ce qui laisse espérer une amélioration progressive au moins partielle avec l'âge. Il faut donc accepter d'être davantage patient avec eux.

L'enjeu est de changer notre regard sur ces enfants. Car reconnaître que le TDAH relève d'un trouble neurobiologique et le plus souvent héréditaire, c'est reconnaître que la personne atteinte ne peut être blâmée pour ses symptômes et qu'elle nécessite une aide (Francine Lussier)

***L'hyperactivité :** Il s'agit de l'incapacité ou difficulté à rester en place dans une situation où il y a une contrainte. Remue, gigote sur sa chaise…

Elle est mal supportée par l'entourage et par la société. Le regard porté sur ce trouble est dévalorisant car il interprète des conduites sans comprendre que **l'enfant n'est pas maître de ses comportements et que ce que l'on observe ne résulte pas de sa volonté consciente.** Ce regard négatif des autres, va favoriser chez l'enfant, une vision négative de lui-même et de ses compétences qui augmente les difficultés et aggrave l'évolution.

***L'impulsivité** : motrice (difficultés à attendre son tour, à anticiper le danger, se lance dans des activités dangereuses,...), cognitive (couper la parole, impatience,..).

***Le Déficit attentionnel** : grande distractibilité, passage rapide d'une activité à l'autre, ne termine pas ce qu'il commence, oublie ses affaires, oublie les tâches routinières ... difficultés à organiser ses activités, évite les tâches nécessitant un effort mental soutenu, perd ses affaires,...

***Fluctuation des symptômes caractéristique du trouble** : les manifestations sont variables. Diminuent ou disparaissent en cas de situation nouvelle, intéressante, ou suivie d'une récompense immédiate. En revanche, s'aggravent dans des activités monotones, ou avec un effort intellectuel ou une attention soutenue sans récompense immédiate, en situation de groupe (l'école...).

C'est comme si pour « bien se comporter » ces enfants devaient penser et réfléchir tous leurs gestes, comme si le mode automatique leur était inaccessible… quand on sait le nombre de comportements automatiques que nous utilisons tous les jours pour vivre, travailler, se mettre en relation aux autres, on peut imaginer la difficulté pour ces enfants…

Je fais le parallèle dans mon métier de neurologue d'adultes, avec les patients parkinsoniens, qui sont obligés de penser tous leurs gestes pour sortir du carcan de leur pathologie,… comment réfléchir toutes ses actions ?… Heureusement que la levodopa (précurseur oral de la dopamine) a transformé leur vie…

***Manifestations souvent associées** : (M. C. Saiag, S. Bioulac, M. Bouvard)

-Intolérance à la frustration plus importante que la plupart des enfants se manifestant par des crises de colère fréquentes.

-Hyperréactivité émotionnelle, hypersensibilité aux remarques, tendance à défier l'autorité.

-Difficultés à communiquer avec les autres, liées à des difficultés à détecter les émotions des autres.

Plus de difficulté à jouer seul, réclame plus souvent la participation de ses parents...

-Mauvaise estime de soi, opinion favorisée par l'image négative renvoyée par l'entourage (enseignants, copains, parents, famille...) parcours souvent marqué par le rejet des autres enfants, l'exclusion de l'école, l'intolérance familiale,...

-Pathologie passant souvent inaperçue chez les filles où l'aspect hyperactivité est souvent absent.

-Troubles des apprentissages : prévalence jusqu'à 90% en fonction des études ! (5% dans la population générale)

***Association fréquente de dys...**

Dyslexie visuoattentionnelle surtout : trouble spécifique de l'acquisition du langage écrit. Ces enfants confondent les m/n, les b/d, les p/d, ils sautent des lignes, des mots, des syllabes... (Environ 25 à 40% des enfants avec TDAH)

Dysorthographie

Dyspraxie : trouble de l'acquisition de la coordination motrice (motricité fine). Notamment les gestes appris, retentissant dans la vie quotidienne : L'enfant est maladroit, altération des performances dans les mouvements nécessitant de l'habileté. Il trébuche, se cogne, renverse les objets, les laisse échapper, a des difficultés à utiliser les couverts, s'habiller, lacer, se brosser les dents, réaliser les dessins, coloriages, figures géométriques…

Dysgraphie : trouble spécifique de la réalisation du geste graphique.

Troubles du langage oral avec difficultés syntaxiques, de planification,…dyscalculie,…

D'où la nécessité d'un bilan orthophonique et d'un bilan psychomoteur chez un enfant avec un TDAH en difficulté scolaire…

***Troubles du comportement :**

-Trouble oppositionnel avec provocation : ensemble de comportements d'opposition, de provocation, de désobéissance, l'enfant semblant prendre plaisir à agacer l'autre.

Troubles des conduites : comportements agressifs, bagarres, menaces à l'école et dans la famille.

Cruauté envers les personnes et les animaux, destruction délibérée,…

Jusqu'à 50%. (Moins de 10% dans la population générale) Plus fréquente chez le garçon, leur présence aggrave le pronostic du trouble et est péjoratif pour l'avenir social et scolaire de l'enfant.

***Les troubles émotionnels :**

Les troubles de l'humeur, le plus souvent un état dépressif se manifestant par une tristesse, une tendance à l'isolement, une modification du sommeil, de l'appétit… **jusqu'à 38%** (moins de 3% dans la population générale).

Les troubles anxieux, l'angoisse de séparation, l'anxiété généralisée (peur non réaliste des événements futurs) **25%** (5% dans la population générale). Ces troubles anxieux peuvent entrainer un évitement comportemental de l'objet anxiogène (refus d'aller à l'école, refus des devoirs,…) avec parfois des crises de colère, des cauchemars, un comportement opposant,…

On trouve aussi plus souvent des troubles du sommeil, des tics, l'énurésie…

Explications : Dans notre cerveau, la planification du mouvement qui se fait surtout dans le lobe frontal, nécessite une cascade d'ordres débutant par un capitaine, puis des lieutenants,... jusqu'aux « rameurs » qui vont activer les muscles précis : pour un geste aussi simple que prendre un verre d'eau avec la main, il est difficile de spécifier la séquence, la force, l'amplitude, la vitesse de contraction de chacun des muscles impliqués, pourtant le plus souvent nous faisons ce geste simplement sans réfléchir.

L'activité motrice chez tous les enfants résulte d'un équilibre entre un circuit qui stimule et un circuit qui freine (au niveau du lobe frontal).

Une diminution du taux de la dopamine et de la noradrénaline (neurotransmetteurs qui assurent la communication entre les cellules nerveuses) est constatée chez les enfants porteurs d'un TDAH.

Cela suggère un hypofonctionnement des réseaux frontaux, impliqués dans le mécanisme de l'attention, de tri des informations, permettant le contrôle et la régulation du comportement de la personne à son environnement. Cela concerne la planification et anticipation d'une action et le contrôle des impulsions.

La dopamine joue un rôle capital dans la régulation de la motivation, du sentiment de bien être. La noradrénaline module l'attention, l'apprentissage et facilite la réponse aux signaux de récompense.

Chez l'enfant avec un TDAH, le circuit de freinage serait donc insuffisamment efficace conduisant à l'hyperactivité et l'impulsivité. De même, le filtre sélectionnant les informations importantes est inefficace, entrainant une difficulté à soutenir son attention, qui est parasitée par toutes les données de l'environnement et des pensées propres.

Face à ces comportements difficiles, à l'opposition, aux accès de colère, à l'intolérance à la frustration, l'agitation, l'impulsivité... les méthodes éducatives habituelles sont inefficaces. Les parents se sentent désarmés, souvent mis en cause par la famille élargie ou les enseignants. L'univers relationnel et émotionnel de leur enfant finit par se réduire aux moments négatifs, conflits, opposition, cris, pleurs... Cela conduit l'enfant à ressentir une hostilité, un rejet de l'environnement, qui lui renvoie des interdits, des contraintes, des sanctions répétées, des remarques négatives, sans mesurer la part qu'il prend à la situation.

Comme si mal agir, c'était mal penser, alors que son problème c'est justement de ne pas penser ses conduites. L'immédiateté des réactions, l'absence d'autorégulation constituent le quotidien du fonctionnement de l'enfant hyperactif. Ces difficultés de régulation comportementale vont entrainer des réactions négatives de l'environnement à la source de la souffrance psychique de ces enfants.

Comme il s'agit d'un syndrome neurologique, l'enfant souffre autant que ses parents de ne pas pouvoir répondre à leurs attentes (Francine Lussier). Pas plus qu'il ne viendrait à l'idée de blâmer une personne qui a une crise d'épilepsie, on ne peut blâmer un enfant pour son TDAH. Il faut reconnaître les limites de l'enfant face à nos exigences.(Francine Lussier)

L'entourage porte une attention plus importante aux comportements inappropriés de l'enfant, cette attention bien que négative va renforcer le comportement opposant ultérieur. Les différents conflits entrainent un stress, des interactions négatives. Parallèlement l'entourage prête peu attention aux comportements adaptés, (qui seront ignorés), félicite peu, ne fait que peu de compliments.

Cela entraine une dégradation de la qualité relationnelle avec escalade vers l'agressivité et la coercition par un mécanisme de renforcement négatif. L'entourage ressent déception, frustration, sentiment d'incompétence parentale, de l'enseignant,… l'enfant devient agressif, perd son estime de soi, ce qui entraine des répercussions négatives sur toutes ses relations.

Il est essentiel que l'enfant, les parents, l'entourage comprennent que les difficultés rencontrées ne sont pas dues à une éducation trop laxiste ou trop rigide, que l'enfant n'a pas un fond « mauvais ».

La stratégie thérapeutique :

doit être adaptée à chaque enfant : l'enjeu est d'atténuer les symptômes et d'améliorer au long terme la qualité de vie de l'enfant et de la famille par un meilleur fonctionnement relationnel, social, familial et scolaire.

Le traitement psychostimulant, le méthylphénidate stimule la vigilance. Il permet d'améliorer le fonctionnement du circuit dopaminergique et noradrénergique. Cela réduit les symptômes, réduit donc les réactions négatives de l'entourage et améliore secondairement l'image de soi de l'enfant et les relations avec les autres. Le traitement est utile dès lors qu'il existe un retentissement social, familial ou scolaire.

La prise en charge des troubles dysexecutifs associés, les « dys ». La rééducation orthophonique pour les troubles visuo-attentionnels, les dyslexies, dysorthographies,... psychomotrice pour la dyspraxie, dysgraphie,...

Les psychothérapies : cognitive et comportementale (apprentissage de stratégies d'autocontrôle, d'habiletés sociales,...), prise en charge des troubles anxieux, des troubles de l'humeur, de l'agressivité, prise en charge des parents.

Le programme de Barkley : psychothérapie cognitivo-comportementale destinée aux parents d'enfants hyperactifs. Elle a pour objectif d'amener les parents à modifier leurs pensées, leur regard, de façon à modifier leur relation. La mise en place d'un tel programme permet d'améliorer la qualité de la relation parents-enfants, l'image que l'enfant a de lui-même, l'image que les parents ont d'eux-mêmes et leur apporte un sentiment accru de compétence parentale, avec l'acquisition de nouvelles réponses plus adaptées aux difficultés de l'enfant.

Les parents parviennent à modifier durablement le comportement de l'enfant plus facilement en récompensant les comportements adaptés qu'en punissant les comportements inadaptés. Ils vont récompenser tous les comportements agréables et ignorer lorsque c'est possible, les comportements inappropriés. L'attention doit se porter sur les aspects positifs et les récompenses sont essentiellement verbales et gestuelles. Ces enfants ont encore plus besoin de ces renforcements positifs que les autres (car ils sont moins réactifs à l'attention).

Les comportements inacceptables sont l'agressivité physique (frappe, casse), verbale (crie, jure, menace), la non compliance (n'obéit pas, défie). Lorsque les parents ne peuvent pas ignorer un comportement car inacceptable (agressivité) ils peuvent utiliser une procédure de mise à l'écart. Le parent doit exprimer clairement que le comportement est inacceptable, et l'endroit où l'enfant doit se tenir doit être neutre permettant la supervision parentale. Cela diminuera ainsi, la fréquence de survenue du comportement inacceptable.

Une démarche interactive doit compléter ces modifications : les discussions parents enfants ont lieu après les faits, elles doivent insister sur le fait que c'est le comportement qui est inacceptable, et non l'enfant lui-même. Elles doivent aborder les alternatives possibles au comportement, suggérer la meilleure solution. Un des parents doit expliquer et montrer à l'enfant les différents moyens de contrôle des émotions. Ex : un parent en colère choisira de quitter la pièce calmement plutôt que de crier. L'enfant doit progressivement comprendre que la colère doit être exprimée de manière acceptable pour les autres.

Manifestations en classe : Inattention : Difficulté à sélectionner l'information pertinente, à rester longtemps attentif sur un travail, déficit de la mémoire à court terme, pertes et oublis fréquents de matériel, difficultés à écouter quand on lui parle, à suivre les consignes, grande sensibilité aux distractions, difficulté majeure à se mettre au travail, difficultés à répartir son attention entre deux taches simultanées (écouter et prendre des notes), difficultés d'organisation. **Hyperactivité et impulsivité** : tendance à bouger sur sa chaise constamment, les pieds, les mains, difficultés à rester assis, se lever fréquemment en classe, tendance à jouer avec les objets environnants, difficultés à attendre son tour, couper la parole, l'enfant peut se mettre en danger.

Les parents, les enseignants ont besoin d'un mode d'emploi éducatif basé sur la compréhension du fonctionnement de ces enfants. **Un parent, un enseignant qui comprend mieux le TDAH et ses conséquences ont des attentes plus réalistes face à l'enfant, ce qui réduit le stress de celui-ci (Francine Lussier)**

Il faut convaincre l'enseignant d'accepter l'enfant avec son handicap comme il le ferait avec un enfant porteur d'un handicap physique (toute la

difficulté réside dans la reconnaissance de ce handicap invisible qui n'est que comportemental) et d'adapter ses méthodes éducatives et pédagogiques :

Tolérer ce qui est possible, ne pas trop pénaliser les fautes d'inattention, l'agitation. Placer l'enfant au premier rang, fixer des périodes de travail plus courtes, plus fréquentes, varier les activités pour améliorer l'attention de l'enfant. Être plus attentif aux comportements adaptés et complimenter. Préciser le comportement alternatif aux comportements inappropriés. Faire participer l'enfant aux tâches de la classe, aux privilèges. Récompenses et punitions doivent être immédiates et justifiées.

Comprendre que les performances puissent être fluctuantes dépendantes de l'intérêt et de la nouveauté de l'activité, de sa durée brève, où l'enfant sera plus performant que si elle est monotone et de longue durée. **Ce qui est vrai pour tous les enfants l'est encore bien plus chez eux…**

Tous les enfants bougent, sont provocants par moment, c'est le caractère excessif, répétitif et quotidien qui fait évoquer le TDAH. Ce sont des enfants qui agissent avant de réfléchir, qui ont du mal à rester assis, qui ont des crises de colère extrêmes, qui sont en souffrance car ils sont constamment punis, réprimandés et ne comprennent pas pourquoi.

Francine Lussier : il est important d'expliquer à son enfant ce qu'est un TDAH et ses conséquences ainsi que la manière de les contourner, les diminuer ou les éviter. Tout comme on explique à un enfant diabétique, les symptômes de sa pathologie et les stratégies qu'il doit développer pour les diminuer… lors des comportements inappropriés, il faut prendre le temps après l'épisode, d'en parler et trouver avec lui, la prochaine fois, la façon de réagir différemment, d'éviter la récidive. A force de nombreux exemples donnés, de résolution de problèmes, l'enfant pourra peu à peu garder en tête un répertoire de gestes adéquats.

Ne pas juger l'enfant selon ce que nous croyons qu'il devrait faire à son âge, savoir évaluer le juste niveau de développement de l'enfant et les attentes que l'on peut raisonnablement avoir. **La frustration générée par l'effort non récompensé peut entrainer un état quasi-dépressif.**

Reconnaitre que l'enfant a des besoins particuliers en raison de son handicap.

-Besoin de consignes claires et brèves, de fragmenter les tâches, car il a du mal à s'organiser. Exemple : plutôt que « range ta chambre ! » proposer « ramasse les objets qui sont par terre », « mets le linge sale dans la panière », « fais ton lit ». si besoin en plusieurs fois.

-Besoin d'être accompagné au début, faire ensemble…

-Besoin d'accrocher son regard, pour être sûr que les consignes ont été entendues, si besoin toucher l'enfant, pour mobiliser son attention…

-Besoin de prévoir des jeux qui le maintiennent assis dans certaines situations (salle d'attente,…) être moins exigeant.

-Offrir un milieu calme où sont réduits stress et changements, établir des routines les plus stables possibles, réduire les moments d'excitation intense (certains jeux vidéo, films violents), les endroits bruyants (fêtes foraines)…

-L'enfant avec TDAH a encore plus besoin de modèles gestuels et comportementaux en plus des explications verbales que la plupart des enfants. Ce principe permet d'inculquer plus facilement le bon comportement.

- De même, lorsque l'enfant ne sait pas comment s'y prendre avec les autres, adultes ou enfants, faire un jeu de rôle peut l'aider à trouver les bonnes stratégies, des idées pour prendre contact, s'excuser, formuler une demande… l'enfant a parfois besoin de se voir agir pour comprendre l'impact de ses comportements sur autrui et ce que l'autre peut ressentir.

-Favoriser un moment de réflexion avec son enfant pour passer en revue la journée, évoquer les comportements dont il est fier, ceux dont il est moins fier, discuter des efforts à fournir pour améliorer les choses…

-**Susciter le plus possible d'occasions de valorisation, limiter les objectifs à atteindre, avoir des défis réalistes…mettre l'accent sur ce qu'il réussit**.

- Si la consigne n'est pas respectée, aller chercher son enfant sans cris, ni discours avec un air de désapprobation. Éviter de multiplier les demandes. Les règles transgressées ne devant pas rester impunies, prévoir à l'avance un retrait de privilège automatique et immédiat. (L'enfant est prévenu)

-Prévoir un lieu d'isolement où l'enfant pourra retrouver son calme en cas de crise.

-Savoir modifier et aménager l'environnement pour limiter les occasions d'avoir à punir (ex : supprimer un jeu, cause de disputes,...), choisir un moment propice pour demander une tâche délicate.

-Pour un enfant avec TDAH, les routines sont difficiles à mettre en place, parce qu'il les oublie tout le temps, c'est donc plus long... la mise en route se passe bien car l'activité est nouvelle, le maintien de la routine est beaucoup plus compliqué. Le parent joue alors un rôle crucial...

-Si le parent a aussi un TDAH, cela devient ardu, on peut alors limiter les routines à celles qui sont réellement utiles et indispensables... elles permettent de créer des habitudes de vie qui perdureront au-delà du traitement médical...

-Aider l'enfant à développer une bonne estime de soi, une bonne prise de conscience de ses forces et faiblesses, et apprendre à les accepter… connaitre ses zones de confort (domaines où l'on se sent sûr de soi) permettant de se valoriser et ses zones d'inconfort (où l'on doute de ses capacités) permettant d'évoluer.

Programme de Barkley : Ce programme est basé sur les concepts essentiels des théories de l'apprentissage. Il s'agit d'une psychothérapie qui a pour but d'aider les parents à comprendre mieux le fonctionnement complexe de leur enfant, de façon à modifier leurs pensées et émotions. Ils peuvent alors mettre en place des stratégies pour communiquer.

1-comprendre les mécanismes de la non-compliance (plainte la plus fréquente des parents) : elle est liée aux déficits d'attention soutenue, d'autocontrôle du comportement et des émotions, de planification des stratégies de résolution de problèmes. C'est la non-compliance qui va déclencher les réactions négatives de l'entourage, entrainant un renforcement négatif (l'enfant ayant gagné du temps, un délai avant la tâche déplaisante).

Elle est aggravée par les difficultés d'apprentissage (dyslexies, dyspraxies,...) souvent associées de l'enfant hyperactif contribuant au sentiment de rejet et à l'altération de l'image de soi.

2-apprendre à changer de regard sur l'enfant grâce à un moment spécial :

Ces enfants sont moins sensibles au renforcement positif alors qu'ils en ont encore plus besoin que les autres. Par le biais d'un moment « spécial », les parents vont jouer de façon non directive avec leur enfant et apprendre à prêter attention au comportement adapté durant ce moment. Cela permet aux parents et à l'enfant de se redécouvrir. L'enfant choisit l'activité. Ce moment devrait durer 20 mn tous les jours au début.

3-prêter attention aux comportements adaptés et les susciter : Faire des demandes très simples et brèves à l'enfant lorsqu'il n'est pas trop occupé (la plupart des enfants y répondront) et le féliciter de sa compliance +++ apprendre à ne donner qu'un ordre à la fois, simple, précis sans le présenter comme une question ou une faveur ; si l'activité est complexe, la fragmenter. Réduire les éléments distracteurs (tv, tablette,...) avant de formuler l'ordre... s'entrainer à surprendre leur enfant en train de bien se comporter.

4-prêter attention à l'enfant quand il ne dérange pas !!! Beaucoup de parents prêtent attention à l'enfant lorsqu'il les interrompt, mais presque pas lorsqu'il reste à l'écart et ne gène pas.

5-établir un système de récompenses à la maison (système de points, liste pour les taches quotidiennes et pour les récompenses)

6-apprentissage de la mise à l'écart de l'enfant : « time out », pour gérer les comportements inacceptables.

7-apprentissage de l'organisation du travail, des devoirs à la maison, du comportement à l'école.

8- l'enfant dans un lieu public : établir des règles avant d'entrer dans le lieu, fixer un encouragement pour la compliance, une punition pour la non compliance. Prendre le temps de rappeler les règles avant d'entrer.

9-anticiper les problèmes futurs éventuels et planifier des stratégies pour y faire face

Toutes ces informations sont tirées principalement des ouvrages suivants :

-« comment aider mon enfant hyperactif » M. C. Saiag, S. Bioulac, M Bouvard éditions Odile Jacob

-« 100 idées pour mieux gérer les troubles de l'attention » Francine Lussier éditions Tom Pousse

-« Oui, tu peux y arriver ! Pour aider un enfant présentant un trouble des apprentissages » Mélanie Camborde éditions L'Harmattan

-« le cerveau attentif » Jean Philippe Lachaux éditions Odile Jacob

4. Les enfants « surdoués » ou HPI avec TDAH :

Chez ces enfants, il existe une plus grande hétérogénéité des résultats des tests de QI (Quotient intellectuel), avec un éparpillement des performances (QI verbal souvent supérieur au QI perceptif, eux-mêmes très supérieurs à la mémoire de travail et la vitesse de traitement avec des écarts de plus de 15 à 20 points).

HPI et TDAH partagent des manifestations communes comme l'agitation, les troubles du comportement, le désintérêt pour les taches répétitives, le refus des consignes, l'intolérance à l'ennui, l'hypersensibilité, les difficultés scolaires, les difficultés d'écriture, le manque de méthode, l'intolérance à l'injustice, la dépendance à l'enseignant.

Ils partagent certains risques : rejet de l'entourage, isolement social, démotivation, perte d'estime de soi, échec scolaire.

Les signes secondaires: labilité de l'humeur, irritabilité, colères pour des frustrations mineures, manque de flexibilité avec difficulté à s'adapter à l'environnement (entêtement, harcèlement pour satisfaire une envie, argumentation contre des évidences), signes dépressifs…

Le haut potentiel intellectuel peut masquer le TDAH, et le TDAH peut gêner l'expression des compétences du haut potentiel.

En comparaison avec les autres enfants surdoués, ceux avec TDAH éprouvent de la difficulté à utiliser les stratégies d'apprentissage (regroupement par catégorie, moyens mnémotechniques, association d'idées, …) aussi efficacement. **Ils les connaissent, ils oublient de les utiliser… cela se traduit par une grande variabilité des résultats d'un jour à l'autre.**

Ils terminent moins de tâches, essayent de les parcourir rapidement, changent de sujet en cours de projet, sont plus lents, ont plus de mal à travailler en groupe, que les autres enfants surdoués. Leur TDAH s'aggrave en cas de contraintes, ennui, absence d'enjeu, de motivation. Ils trouvent moins gratifiant de terminer une tâche que les autres ; mais s'ils travaillent sur une activité qu'ils ont eux même choisie, ils peuvent y travailler de longues heures sans renforcement extérieur, avec une capacité d'hyperfocalisation.

Ils peuvent présenter de plus grandes différences entre le développement intellectuel et émotionnel (l'asynchronie). Avec des comportements d'une grande maturité par moment et des comportements de « bébé » à d'autres...pouvant être déstabilisants pour l'entourage.

Ils peuvent être plus émotifs, plus sensibles que les enfants avec TDAH seul, pouvant être submergés par des inquiétudes qui n'atteindraient jamais un enfant « normal »

Ils ont plus de difficultés à décoder les signaux sociaux et manifestent un manque de tact qui complique les relations aux autres.

Beaucoup de ces enfants ont la capacité de réfléchir sur leur comportement, ce qui peut leur permettre de compenser, dans les domaines où ils sont déficients. En l'aidant à devenir témoin de son fonctionnement, à prendre conscience de ses troubles, l'enfant peut apprendre à se corriger, faire les bons choix, réguler sa motivation devant la difficulté...

Un profil des forces et des faiblesses, à la maison, à l'école et dans les activités peut être élaboré. Ces enfants peuvent avoir besoin qu'on les aide à s'organiser et planifier.

L'école idéale pour l'enfant TDAHP (HPI+TDAH) reste celle de son quartier mais une réorientation vers une structure adaptée aux HPI peut être nécessaire en cas de maltraitances par les camarades ou de difficultés de compréhension par les enseignants.

L'association HPI et TDAH constitue plutôt une double peine. Cependant l'enfant HP ayant de bonnes capacités à réfléchir sur son comportement (métacognitives), peut les utiliser pour mettre en place des stratégies efficaces face à son déficit d'attention et son impulsivité. L'audace du TDAH peut permettre de lever certaines barrières érigées par l'enfant HPI dans son obsession de contrôle et de maîtrise, et permettre de lever l'inhibition anxieuse.

Non diagnostiquée, l'association HPI/TDAH cumule les risques d'inadaptation scolaire et sociale.

Elle nécessite des mesures pédagogiques (information, sensibilisation de l'école, aménagements pédagogiques), des mesures instrumentales (soutien de l'attention, planification, suivi orthophonique, psychomoteur, neuropsychologique, graphothérapie,...), un accompagnement des parents dans la recherche de stratégies face à l'insatiabilité intellectuelle et affective de l'enfant, psychostimulants, aide psychologique. Mesures encore plus personnalisées en cas de multi-dys comme le TDAH avec dyslexie. **(source : p. Fumeaux et o. Revol 2014)**

O. Revol, P. Fumeaux, M. Viorrain. « Haut potentiel intellectuel et TDAH : ressemblances, différences, co-existence ? » A.N.A.E. 2016 : 140 ; 25-32.

5. Enfants surdoués avec « dys » et TDAH…

Ce mélange est un cocktail détonant, nous l'avons appris à nos dépends…

Cet enfant va vivre beaucoup plus mal ces troubles qu'un enfant sans haut potentiel.

Ces enfants dits surdoués, donc plus intelligents, plus sensibles, plus lucides, plus fragiles, plus anxieux, se retrouvent confrontés dès leur plus jeune âge à la difficulté, difficultés pour lire chez certains puis plus tard l'orthographe, pour écrire chez la plupart, pour faire les figures géométriques, le coloriage chez d'autres,… alors ces enfants qui comprennent tout très vite, n'arrivent à rien dans leur scolarité débutante…

Eux qui ont une intolérance à la frustration et à l'échec décuplée par rapport aux autres enfants, vivent ces difficultés comme une atteinte a leur intégrité profonde. Le haut potentiel les rend extrêmement lucides et critiques face à leurs troubles qu'ils ne comprennent que partiellement. Ils comprennent surtout que l'exécution de tout ce qui leur passe par la tête est impossible ou absolument pas à la hauteur de leurs espérances.

Et cela est d'autant plus insupportable lorsque cela concerne les résultats scolaires qui ne sont pas à la hauteur du haut potentiel. La conscience aigue de leurs difficultés les paralyse, est néfaste pour l'estime de soi… puisque à cet âge, on se juge en fonction de ses réalisations… et peut être pas qu'à cet âge.

Quand la lecture est difficile, que l'écriture, le dessin, le simple coloriage devient une épreuve, ce sont les hurlements, c'est l'opposition, le refus d'obstacle. Plutôt ne rien faire que de se tromper ou que le résultat soit décevant. Et si en plus, se rajoute le regard réprobateur de la maîtresse, à qui l'on voudrait tellement plaire, alors c'est la catastrophe.

Et puis arrive très rapidement le désenchantement, le « à quoi bon ? »… le refus de se confronter à la difficulté. Le refus d'aller à l'école où tout est compliqué, où tout demande un effort et en plus l'effort avec un résultat médiocre, n'est même pas récompensé… et cet enfant ressent tout cela profondément, comme une injustice, comme une terrible souffrance, car il a bien compris au fond de lui qu'il est capable de tout cela mais que son corps ne le lui permet pas comme il voudrait.

Comment exprimer cette souffrance autrement que par de l'agitation, de la colère, de l'opposition, de la provocation même.

Et quand en plus cet enfant est porteur d'une impulsivité, et d'une grande difficulté à contrôler le flux de ses émotions (HPI, TDAH), on obtient des années de galère avant qu'enfin ses parents comprennent et l'aident à mieux se comprendre lui-même.

Accepter que les erreurs soient un tremplin pour la réussite est un chemin long et difficile pour ces enfants...

En relisant l'histoire, le haut potentiel intellectuel(HPI) découvert chez notre fils, aura été un handicap par certains aspects : le retard de diagnostic qu'il aura entrainé pour la dyslexie et le TDAH (trouble déficitaire de l'attention), l'exacerbation de la peur de l'échec, peur de mal faire, de l'anxiété de performance qui aura compliqué la prise en charge de ses « dys »...il exprimait ses difficultés par ses colères, son opposition et son agitation à la maison.

Le HPI associé au TDAH ont été un handicap par certains points communs : L'hypersensibilité : Au stress du quotidien (bruits, réprimandes, disputes des autres élèves, problèmes familiaux,...). Elle lui aura fait ressentir de façon aigue la mise à l'écart des autres, l'absence de reconnaissance de ses difficultés... L'intolérance à l'injustice, à l'ennui, vécus comme insupportables....La sensation d'être différent aggravant les difficultés relationnelles avec la famille, l'entourage et les autres enfants.

Le TDAH aura été un handicap dans les apprentissages, son association apparemment non fortuite à la dyslexie, dyspraxie, dysgraphie... un handicap aussi dans les difficultés à percevoir par moments, les signaux sociaux, entrainant des maladresses de sa part, aggravant sa mise à l'écart...

Le HP aura été une chance car il l'a aidé à comprendre très vite la nécessité de mettre en place des stratégies de compensation de ses « dys », des troubles de l'attention, de l'impulsivité, ... le TDAH par certains aspects peut être considéré comme une chance de par l'aplomb, qui lui a permis d'avancer dans certaines situations. Enfin l'anxiété aura permis d'éviter l'agitation à l'école et donc le rejet par les enseignants.

Notre histoire est le reflet d'une progression, de notre compréhension des difficultés, de nos modes éducatifs tellement à l'encontre des schémas traditionnels, mais aussi de la maturation cérébrale de notre enfant. Le reflet de l'espérance dans l'amélioration des troubles, grâce aux prises en charge par des professionnels compétents sachant eux aussi, remettre en question leurs certitudes, pour avancer, avec du temps et de la patience.

Le sourire de notre enfant, en allant à l'école, en vaut bien la peine…

6. Idées en vrac pour le quotidien :

Quand tout pose problème à la maison, l'habillage, les repas, la douche, laver les dents, les affaires en bazar partout, tout le temps, les provocations diverses et variées… les devoirs, bien sûr… quand on est épuisé de se battre pour obtenir le moindre progrès, on commence par crier, voire taper, et arrivent les hurlements qui n'en finissent plus et alors c'est encore pire… puis on baisse les bras, on n'en peut plus…. Mais ce n'est pas possible de baisser les bras indéfiniment,… il faudra bien qu'il s'habille pour aller à l'école, il faudra bien qu'il se douche un jour…

On comprend que les rapports de force sont néfastes, on reprend courage, et on essaie de prendre du recul… d'abord essayer de comprendre, mais on n'y arrive pas toujours tout de suite, et puis se centrer sur l'essentiel. Ne plus vouloir réussir à tout obtenir d'un seul coup…

L'essentiel, c'est qu'il mange, qu'il dorme, qu'il aille à l'école, si possible habillé…et qu'il ne sente pas trop mauvais… et essayer d'avoir un peu de calme à la maison, arrêter les cris et les pleurs…

L'essentiel c'est aussi de positiver. Remarquer chaque progrès dans le bon sens et le dire et féliciter l'enfant et ça, on n'y est pas habitué, on n'a pas appris ça dans notre éducation stricte où il faut filer droit quoi qu'il arrive… et « se comporter bien » est la moindre des choses et les bêtises sont sévèrement punies…

Dans notre cas, si on veut obtenir une amélioration, il faut devenir humble, et se mettre à la portée de l'enfant, s'adapter à lui et non pas que lui s'adapte aux adultes… et là, ça devient très compliqué…

Car cette attitude qui est parfaitement comprise face à un handicap physique ou mental, (c'est normal de s'adapter à l'autre, dans ce cas), n'est pas du tout comprise face à ces handicaps invisibles que peuvent être les QI (quotient intellectuel) élevés, le TDAH(trouble déficitaire de l'attention avec hyperactivité) et les différents « dys » Comme les autres parents, il nous faut du temps pour comprendre et accepter que notre enfant puisse avoir besoin d'aide alors qu'il semble nous provoquer… puisse avoir besoin d'être rassuré, alors qu'il refuse tout et s'oppose…

Au bout de quelques temps, quand on voit les habits en vrac par terre, plutôt que de râler parce qu'ils ne sont pas rangés, on est content parce qu'il s'est mis en pyjama tout seul sans aide et c'est bien !

On ne s'énerve pas quand il reste pieds nus alors que dix fois, on lui a dit de mettre ses chaussons. Je les lui mets, si je tiens réellement à ce qu'il les ait… ne pas réagir s'il n'a plus qu'une chaussette,…

Quand on voit les trognons de pomme oubliés partout dans la maison,… on ne s'énerve plus et surtout on le félicite si on le voit penser à en jeter un dans la poubelle… c'est un sacré changement d'attitude pour les parents, qui demande un gros effort quand on n'a pas été habitué à ça…

Nous apprenons à ne plus exprimer notre désapprobation par la colère et les cris, qui ne font qu'aggraver les choses…nous essayons de l'exprimer avec calme.

Nous donnons l'exemple, nous essayons au moins…, nous passons du temps, beaucoup de temps à faire des câlins, à montrer notre affection par des mots, des gestes, à rassurer, apaiser… nous apprenons à nous féliciter nous-mêmes pour

toutes nos petites victoires (plutôt que nous dénigrer lors de nos échecs), comme nous félicitons nos enfants…

Quand un comportement est inapproprié, nous prenons le temps de leur expliquer pourquoi, <u>même si cela nous paraît évident</u>, leur décrivons quel est celui à adopter ; parfois nous cherchons des solutions ensemble. Nous essayons aussi de comprendre quelle en a été la motivation, quelle émotion l'a déclenché afin que l'enfant apprenne à mieux se connaitre et modifier sa réaction ensuite…

Au bout de quelques mois les choses s'améliorent peu à peu et on se dit que ça valait la peine…tout ce temps et toute cette énergie déployée…

7. Un enfant qui s'oppose à tout : la douche, l'habillage, laver les dents…

Voilà ce que m'a fait comprendre mon fils : Un enfant de plus de 6 ans qui refuse de s'habiller, de se doucher, de se laver les dents, qui s'agite, s'oppose, (alors qu'habituellement il est sans problème) est un enfant qui ne va pas bien.

Le tout est de comprendre pourquoi : problèmes familiaux (séparation, insécurité parentale,…), problèmes scolaires (troubles d'apprentissage,…)problèmes relationnels avec les autres enfants(un enfant qui se fait harceler physiquement ou verbalement, peut devenir agressif à la maison, opposant ou reproduire ce qu'on lui fait subir…)Souvent quand le problème est repéré et réglé, le comportement s'améliore de façon spectaculaire !

Pour l'habillage, il peut y avoir des troubles dyspraxiques, l'enfant peut avoir besoin d'aide de façon prolongée jusqu'à plus de 8 ans. L'enfant a envie de grandir, de devenir autonome, s'il ne le fait pas, c'est, soit qu'il n'y arrive pas (troubles dysexecutifs), soit c'est un appel à l'aide, soit il n'en voit pas l'utilité.

Il peut aussi y avoir une hypersensibilité aux tissus, aux étiquettes des habits (HPI surtout), une difficulté à être attentif pour l'habillage (TDAH), les difficultés sont alors fluctuantes, l'enfant va s'habiller seul et sans problème s'il a un but ou intérêt précis, ou alors s'arrêter pour faire autre chose entre chaque étape jusqu'à rester à moitié nu ou bien capable de partir à l'école en pyjama si on le rappelle pas à l'ordre.

Pour la douche, parfois l'enfant ne sait pas se débrouiller seul (dyspraxie), parfois il sait mais le coté répétitif l'ennuie (HPI, TDAH,...), mais la différence avec un enfant « normal » c'est que cet ennui va être insupportable au point de devenir un refus catégorique que l'on n'arrivera à contourner que par l'introduction de la diversité, de la nouveauté, du challenge, (se doucher en moins de 3 minutes, se laver au gant de toilette sans douche,...) il faut alors déployer des trésors d'ingéniosité pour trouver le bon argument...

Parfois, on peut finir par la contrainte, la douche de force... mais l'expérience montre que c'est épuisant pour l'enfant et pour le parent et on imagine mal faire cela tous les jours… car ne nous y trompons pas, la contrainte, un jour, ne rendra pas cet enfant là, plus docile… il faudra recommencer… et ce qui est faisable à 6 ans peut l'être beaucoup moins à 8 ou 10…

On peut aussi arriver à trouver un compromis entre se doucher tous les jours et tous les 15 j… deux fois par semaine peuvent être un juste milieu, histoire qu'il ne sente pas trop mauvais et limiter le caractère répétitif. On peut aussi alterner la douche et un bain, proposer des jeux dans la douche ou le bain (flacons vides à transvaser…) si on insiste trop, il aura vite fait de vous rappeler que louis XIV n'avait pris qu'un bain dans sa vie….

La négociation est possible en expliquant les motifs de notre demande et une fois acceptée, c'est tellement plus reposant pour tous que l'enfant se douche sans que cela devienne une bataille de chaque instant…

8. Un enfant anxieux de tout, pour tout.

Il a une anxiété de performance, en clair il a peur de ne pas réussir à l'école à hauteur de ses espérances, il a peur des mauvaises notes ou appréciations, du regard désapprobateur de la maitresse au point qu'il se réveille la nuit, devient opposant et provocateur car n'arrive pas à gérer cette anxiété. Ou alors plus simple, il refuse d'aller à l'école...

Ou alors, il refuse de faire ses devoirs, car de toute façon, il n'y arrivera pas, à quoi bon essayer ? Et puis si les résultats sont désastreux, il y aura une explication facile à accepter, une mauvaise note, quand on n'a pas travaillé, c'est normal. **Alors que qu'une mauvaise note car on n'y arrive pas, c'est insupportable pour ces enfants là !**

Il a peur qu'on oublie son gouter, alors il fait des réserves de compotes et de biscuits dans la voiture dans une cachette connue de lui seul ;

Il a peur de se réveiller la nuit et de s'ennuyer, alors il fait une réserve au fond de son lit

(réserve de livres, de feuilles, de crayons pour s'occuper…)

Il a peur de la mouche tsétsé et de la maladie du sommeil, depuis qu'il a vu un reportage animalier qui en parlait…. Peur de la rage après avoir vu l'histoire de la fabrication du vaccin, peur de la radioactivité depuis qu'il a appris que marie Curie est morte d'une leucémie en étudiant l'uranium… peur à un point que dès qu'on aborde le sujet, il est en boucle et ne peut être rassuré quels que soient les arguments utilisés… le seul moyen est de changer radicalement de conversation rapidement….

9. La toute puissance infantile :

Nous sommes déstabilisés par l'alternance entre des raisonnements d'adulte, (à 6 ans il a compris le principe du réchauffement climatique, la couche d'ozone…) et des idées totalement irréalistes, utopiques, (« quand je serai grand j'inventerai une machine qui aspirera toute la pollution, j'inventerai une machine qui va plus vite que la lumière,… ») . J'ai appris depuis peu que l'on appelle ça la toute puissance infantile….

Nous essayons autant que possible de le ramener à des préoccupations de son âge, en attendant que la maturation cérébrale fasse son travail…

10. Un enfant qui refuse de lire, ce que m'a appris mon fils :

Surtout ne pas oublier qu'un enfant a envie d'apprendre ! Apprendre à lire, c'est grandir, il a peur de la difficulté, mais il a envie. Si ça se passe mal de façon prolongée, ce n'est pas de la paresse. Cet enfant traine des pieds pour faire sa lecture, s'oppose, lit un mot ou deux ou bien dit les mots sans les lire car il les connait par cœur et surtout si cela ne s'améliore pas au cours des mois, la dyslexie doit être évoquée. Ne pas hésiter à voir un orthophoniste pour faire la part des choses.

Chez les enfants à haut potentiel, le diagnostic de dyslexie peut être retardé car ils compensent par leur mémoire auditive ou tout autre moyen…

Chez les enfants ayant un trouble attentionnel, l'apprentissage de la lecture peut être rébarbatif et nécessiter de varier les moyens, diversifier les exercices pour redonner de l'intérêt à l'activité.

Pour l'aider, on peut lire un mot sur deux, alternativement avec lui. Ou bien fabriquer les mots avec lui à partir des lettres (lettres magnétiques, lettres du scrabble,.. lettres imprimées plastifiées…)

proposer des défis, lire un certain nombre de mots en un temps donné et améliorer le score d'une fois sur l'autre avec récompense à la clé (5 mn de tablette ou de jeu vidéo...) nous avons testé toutes ces astuces et d'autres sont certainement efficaces... il faut juste accepter que pour ces enfants là, l'acquisition de la lecture ne se fasse pas naturellement comme pour la majorité des enfants...S'il saute des syllabes, des mots, des lignes, il peut y avoir un problème de poursuite oculaire, un trouble attentionnel,...

Au CE2, notre enfant ne voulait pas lire ce qu'on lui donnait en classe, là encore nous avons essayé de comprendre pourquoi :

-soit le sujet est peu intéressant, et ce qui sera lu en rechignant par la plupart des enfants, sera refusé catégoriquement par un enfant à haut potentiel ou/et TDAH.

-soit le texte est écrit petit ou les lignes serrées et cela gênera un enfant dyslexique, TDAH ou ayant un trouble de la poursuite oculaire,... et si en plus l'enfant est fatigué...

Encore une fois, on apprend peu à peu à se comporter autrement, à éviter l'affrontement, y revenir à un autre moment, faire lire une ligne sur deux, utiliser un cache pour visualiser une seule ligne, agrandir les caractères,…et si ce n'est vraiment pas possible, ne pas hésiter à lui lire le texte pour qu'il le comprenne et puisse en parler en classe mais lui demander en contrepartie de lire à un autre moment un texte qui lui plaise et qu'il aura choisi…et dont la police sera plus adaptée a ses difficultés…

Le but est que l'enfant apprenne à lire et surtout prenne plaisir à la lecture… alors un texte ou un autre…

Lorsque les difficultés se présentent, on apprend à s'adapter à l'enfant et à ses problèmes, c'est le meilleur moyen d'avancer…

Revenons aux données actuelles :

Le cerveau du bébé est déjà organisé pour traiter la parole, il a une zone cérébrale dédiée à cela, entrainant une connaissance sophistiquée inconsciente dès le plus jeune âge. Il n'existe pas de zone dédiée pour la lecture.

Pour apprendre à décrypter des mots écrits, une région du cerveau doit se spécialiser, afin que les neurones qui s'y trouvent, orientent leurs préférences vers la forme des lettres et leurs combinaisons.

Apprendre à lire consiste à prendre conscience des structures du langage oral afin de les mettre en rapport avec le code visuel des lettres. (Prise de conscience que le langage parlé est composé de sons élémentaires). Cela nécessite de repérer les mots, de les décomposer en syllabes, puis en phonèmes élémentaires.

Le jeune enfant ayant tendance à traiter chaque objet comme un tout, il doit mobiliser une attention sélective, pour prêter attention aux sons et aux syllabes à l'intérieur des mots puis aux briques élémentaires que sont les lettres, puis apprendre la correspondance entre les lettres et les sons.

La lecture demande initialement un effort considérable mobilisant toutes les ressources mentales de l'enfant, qui est d'autant plus difficile lorsqu'il existe des dysfonctionnements de l'intégration auditive des sons, de l'intégration

visuelle de ces briques élémentaires et d'un dysfonctionnement de l'attention.

Quand on découvre que le geste d'écrire, améliore l'apprentissage de la lecture, on comprend mieux comment la dysgraphie peut être pénalisante.

L'automatisation de la lecture indispensable pour libérer l'attention et la mémoire de travail est dans ces cas beaucoup plus lente.

« Apprendre à lire : des sciences cognitives à la salle de classe » Stanislas Dehaene

Editions Odile Jacob

11. A l’école :

Notre fils, à l’école, est l’élève parfait : il ne fait pas de bruit et essaie de se faire oublier, Il ne parle pas, ne bouge pas... il contrôle tout... pourtant à la maison, il explose. J’ai lu partout que les enfants « surdoués » s’agitaient à l’école en raison de l’ennui, que les enfants avec trouble déficitaire de l’attention et hyperactivité s’agitaient partout, même en classe. Et pourtant pas le notre.

Quand je décris son comportement à la maison, la maîtresse n’en croit pas ses oreilles, on ne parle pas du même enfant ! Et ceci depuis le début de sa scolarité : maternelle, CP, CE1, CE2 ... mais pourquoi donc ? En fait, en plus de tout le reste, notre fils est ANXIEUX, et HYPERSENSIBLE, il a peur de donner une mauvaise image de lui-même : il a peur de se faire mal voir, peur des réprimandes, peur de mal faire (HPI : haut potentiel intellectuel). Il a parfaitement compris les règles du vivre ensemble et les respecte au pied de la lettre ; il ne comprend d’ailleurs pas pourquoi les autres ne les respectent pas ou si peu. Il met donc un point d’honneur à bien se comporter en classe et y arrive (HPI), mais cela lui demande une énergie de tous les instants...

Il supporte très mal les réprimandes de la maîtresse sur ses camarades qu'il pense s'adresser à lui aussi, il vit très mal les infractions de ses camarades et leur fait la remarque (HPI)… il se fait mal voir…. Au point qu'il n'imagine même pas pouvoir devenir ami d'enfants aussi mal élevés !!! Alors il reste seul, en récréation…

Parfois, il joue avec certains, mais au bout de peu de temps les jeux proposés l'ennuient… (HPI, TDAH) ceux qui jouent au foot ne veulent pas de lui, il a du mal a shooter dans un ballon (dyspraxie), il a de toute façon décidé qu'il n'aimait pas cela….

Il supporte mal le bruit, la cohue, les bousculades de la cour de récréation (HPI, TDAH) cela devient insupportable pour lui au point de ne plus vouloir aller à l'école, alors il nous réclame de pouvoir rentrer à la maison à midi, certains jours… cela a été compliqué, mais on s'est organisé pour cela, d'abord un jour, puis deux par semaine, et depuis cela va nettement mieux…

Mais arrivé à la maison, il est épuisé de tants d'efforts de contrôle, alors soit, il s'agite et crie soit il se jette sur la tablette et les vidéos pour se reposer…

12. Les devoirs :

Pour tous les enfants, c'est pénible,... pour un enfant à haut potentiel, dyslexique, dysgraphique, dyspraxique, avec un TDAH, c'est l'enfer !

Quand on se retrouve confronté à des hurlements dès qu'on évoque le sujet des devoirs, à un enfant qui s'enfuit en courant, qui se cache sous ses couvertures... Comment faire ? La contrainte n'est pas envisageable... Crier plus fort que lui ? Ça marche une fois, mais ce n'est pas une solution... Baisser les bras et le dire à la maîtresse, comme elle nous l'a conseillé... C'est ce que nous avons fait à plusieurs reprises...

Mais surtout, essayer de comprendre... et là petit à petit, on réalise que pour certains exercices (les calculs,...) il accepte de travailler, alors que l'apprentissage des tables de multiplication est quasiment impossible... Nous avons essayé les applications sur tablette qui ont un peu aidé, mais la nécessité d'une réponse rapide le stressait et il n'a plus voulu s'y confronter,... puis les jeux de cartes de multiplications, là, nous avons eu plus de succès... Apparemment c'est le caractère répétitif et inintéressant qui rebute les enfants HPI et TDAH...au point que cela devienne un combat de tous les instants. C'est la faiblesse de la mémoire de travail des enfants avec TDAH qui contribue aux difficultés.

C'est la peur irraisonnée de se tromper, de se mettre en situation d'échec qui devient insupportable et ça c'est les enfants HPI… les devoirs sont retardés jusqu'au dernier moment et finissent par être faits le matin avant le petit déjeuner, sur un coin de table… car à ce moment là, la peur de se faire gronder par la maîtresse, domine celle de se tromper…

Accepter que les devoirs soient faits debout, en remuant, en tournant autour de la table, parfois même en jouant avec un ballon, pour qu'il arrive mieux à travailler,…(HPI, TDAH…)

Apprendre les listes de mots, au début, il est motivé mais en raison de sa dysgraphie, il refuse de passer par l'écrit, les révisions ne peuvent se faire qu'à l'oral, sinon il refuse… mais c'est déjà ça… Le jour du contrôle en classe, il lui faut gérer l'écriture et l'orthographe en même temps, et alors, c'est la catastrophe… L'écriture phonétique reprend ses droits, et les fautes s'accumulent… S'ensuit la réprobation de la maîtresse, les appréciations négatives… Il a beau essayer, il n'y arrive pas, alors, à quoi bon faire des efforts, puisque de tout façon le résultat sera mauvais… alors il refuse tout en bloc…

Le plus effrayant pour lui, les autodictées : il lui faut apprendre par cœur, la phrase, mot à mot sans approximation, la ponctuation, l'orthographe de chaque mot, les majuscules… une épreuve insurmontable… et en particulier lorsqu'il a mal compris le sens général du texte…Là, cela devient carrément impossible…

D'abord, il a fait des efforts pour y arriver mais sans jamais obtenir le sans fautes, le bonhomme doré tant espéré (récompense suprême)… Il devient de plus en plus anxieux, retardant l'heure du travail, espérant faire moins de fautes s'il apprend au dernier moment, puis essayant de s'y prendre très à l'avance mais refusant de répéter plus de trois fois (HPI…) sans résultat.

Puis devient agressif, provocateur, la veille et le jour du contrôle…Enfin, je comprends : il ne supporte pas l'impossibilité à obtenir la perfection tant souhaitée…

J'ai en tête une autodictée qu'il refusait obstinément d'apprendre car il ne comprenait pas le sens de certaines expressions, ce qui rendait le texte incompréhensible.

Ce besoin de comprendre le sens parfait pour réussir à apprendre, cette difficulté récurrente à comprendre les implicites habituellement admis par tous sont poussés à l'extrême chez ces enfants HPI, ce qui ne facilite pas l'apprentissage....

En cernant mieux leur mode de fonctionnement, on finit par anticiper et toucher du doigt plus rapidement les obstacles, et le pourquoi des refus d'apprendre... c'est un travail épuisant et une remise en question constante de notre façon de penser qui ne correspond pas à la sienne, il faut arriver à se mettre à sa portée, si on veut qu'il avance et retrouve confiance peu à peu...

Je repense à son refus d'illustrer les poésies, exercice qui le confronte à ses troubles dyspraxiques qui empêchent la maîtrise du trait, à la difficulté de choisir le dessin le plus adapté, la peur de mal faire, la déception du résultat, la lucidité face à ses capacités.

13. TDAH, quand tu nous tiens...

Hier matin, j'ai prévenu mon fils, qu'il était l'heure de partir à l'école, pour qu'il prenne le temps de mettre ses chaussures... il me dit :

« Il faut que je fasse des rectangles et des carrés, c'est un devoir à faire...- pourquoi ne l'as-tu pas fait hier, en même temps que le reste de tes devoirs ?– je n'y ai pas pensé... »

Quand je le presse... :« arrête de me stresser, je vais encore plus lentement... » Enfin, je finis par ranger ses affaires dans le cartable pendant qu'il met ses chaussures...

Ce n'est pas la première fois qu'il nous fait ce genre de plan... il y a 3 trois jours, il avait oublié de nous donner une fiche de renseignements médicaux pour le voyage scolaire à la neige, qu'il a fallu remplir en catastrophe... plusieurs fois, il a voulu réviser ses mots et son autodictée, sa poésie, au dernier moment dans la voiture...Et pourtant nous sommes très attentifs à l'agenda... mais tout n'est pas noté ou parfois, c'est illisible...

Devant ce constat, il faut réfléchir, et voir ce que l'on peut trouver comme solution... Nous avons eu conseil de famille le soir même et nous avons évoqué le sujet ; comme à chaque fois, Mathieu s'est mis en colère, dit qu'il ne veut pas qu'on parle de ça, qu'il a compris, mais qu'il ne supporte pas qu'on en parle… je finis par lui dire qu'il faut qu'il y réfléchisse et qu'on trouve ensemble une solution…

Ce matin, il est calme, j'évoque le sujet, je propose de faire les devoirs à heure fixe, il refuse… il finit par proposer de les faire 30 mn avant le repas du soir… nous verrons…

Il nous dit que le travail d'école le stresse trop et que pour cela il le garde pour le dernier moment… Comme il est perfectionniste et qu'il veut réussir tout de suite, il ne supporte pas le stress que cela déclenche et le résultat souvent médiocre qu'il obtient :

Dû à ses troubles dyspraxiques pour les figures géométriques, les dessins et les coloriages, dû à sa dyslexie et dysorthographie pour l'apprentissage des listes de mots, autodictées, poésies, dû à son HPI et TDAH pour les apprentissages répétitifs et peu motivants comme les tables de multiplication….

Sur le trajet, toujours, il me dit que sa cartouche d'encre du stylo plume est vide et qu'il lui en faut une autre… il était temps d'en parler…

14. Apprendre à attendre :

Nous avons appris à attendre, attendre qu'il se calme, attendre le bon moment, pour reprendre les devoirs,(quand le cerveau a décidé de s'allumer, le travail est le plus souvent rapide et efficace (TDAH/HPI)), attendre qu'il intègre les demandes et qu'il se décide à suivre la consigne, attendre qu'il nous parle, qu'il exprime ses frustrations, attendre que peu à peu la maturation cérébrale lui permette d'acquérir de nouvelles compétences…

Attendre que l'acquisition de la lecture, de l'écriture, de l'orthographe, de gestes plus précis, lui permette peu à peu d'exprimer, ce que son cerveau trop rapide et qui déborde n'arrive pas à contrôler… qu'il n'exprime que par l'agitation ou la destruction parfois…

Et valoriser encore et toujours les moindres progrès !!!

C'est le meilleur tremplin pour la reprise de la confiance en soi et la motivation, l'envie d'apprendre…

15. Les jeux de société :

Jouer à un jeu de société avec Mathieu… toute une aventure… au début tout va bien c'est l'euphorie, nous sommes ensemble, le jeu l'intéresse…

S'il commence à perdre, ça devient vite dantesque, il hurle, lance les cartes ou les jetons… et si en plus, sa sœur se moque un peu de lui (ce qui est fréquent), c'est la fin … surtout lorsqu'il est fatigué. Alors avec patience, on essaie de lui faire comprendre que perdre à un jeu n'est pas perdre sa valeur, ni son identité…, que ça fait partie du quotidien… et mois après mois, année après année, il finit par accepter un peu mieux…

Ou alors, il ne perd pas, mais très vite, le jeu perd son attrait, il en a fait le tour et n'y voit plus l'intérêt et là, il commence à s'agiter, veut changer les règles, devient fantaisiste dans l'utilisation des jetons, cache des cartes… énerve sa sœur… c'est elle qui crie… et c'est reparti pour un tour…

Depuis peu, son comportement s'améliore, et l'ambiance est plus sereine…en particulier, en jouant aux échecs et au tarot…

16. Les troubles dyspraxiques :

Il a 8 ans passés, et pourtant, il continue à manger salement, il utilise ses doigts souvent,… quand il prend la fourchette, laisse tomber les aliments hors de l'assiette, souvent par terre, n'utilise que peu ou pas le couteau,… la serviette, les couverts tombent plusieurs fois par repas… le menu est affiché sur ses joues, sur la table et par terre,… on a fini par prendre l'habitude et ne plus se formaliser… on en rit… que faire d'autre…

La faute à qui ? Aux parents ? Aux troubles dyspraxiques ? Au TDAH qui l'empêche d'être attentif à des gestes automatiques et sans intérêt, qui le fait s'agiter sur sa chaise sans pouvoir se retenir ? A son haut potentiel qui le fait penser à mille choses à la fois, plus intéressantes que de s'alimenter ?

Que faire ? Accepter… rester indulgent, tout en l'incitant encore et encore à rester avec nous, à partager ce repas avec nous, en y faisant un peu plus attention… et espérer que peu à peu avec la maturation cérébrale, les choses s'améliorent d'elles-mêmes, au moins en partie…

Il demandait encore, il y quelques mois qu'on l'essuie après être allé aux toilettes. S'il ne nous appelait pas, il ne s'essuyait pas ou essayait mais on retrouvait du papier toilette en miettes, éparpillé par terre. Là encore, dyspraxie, TDAH, HPI ?

Attacher des lacets, il y a longtemps que je n'essaye plus de lui acheter des chaussures à lacets. Il refuse de les mettre et préfère mettre ses vieilles chaussures à scratch. Que faire ? Prendre du recul encore une fois, l'essentiel est qu'il se chausse…

Oublier systématiquement de refermer le tube de dentifrice et être obligé de passer derrière, c'est peut être banal chez tous les enfants. Je considère comme une victoire déjà, qu'il se brosse les dents sans s'opposer, même si ça ne dure que 15 secondes. Il n'y a pas si longtemps, il fallait se battre avec lui, pour lui brosser les dents… alors on le fait une fois, trois fois et puis on se lasse…

Il rechignait à s'habiller jusqu'à plus de 7 ans, préférant rester nu quitte à prendre froid jusqu'à ce que je l'habille. Puis lorsqu'enfin, il y a pensé, les vêtements sont à l'envers, ou le devant, derrière (dyspraxie, TDAH, HPI,… ?)

A l'école les activités de coloriage sont une épreuve pour lui, il est maladroit, il n'arrive pas à suivre les traits, dépasse, s'énerve, essaye d'effacer, froisse la feuille,... refuse de poursuivre...

L'activité multisports en CP, qu'il a d'abord accueilli avec enthousiasme, heureux de découvrir de nouvelles activités, s'est vite transformée en corvée car il ne parvenait pas à obtenir des résultats escomptés, se sentant mal à l'aise, ayant du mal à s'investir dans les jeux d'équipe, gêné par ses troubles de coordination des mouvements, dans les jeux de ballon...

17. les balades à vélo avec Mathieu

Nous appréhendons les promenades à vélo avec notre fils. Tout d'abord, à 8 ans, il a de grandes difficultés à maintenir le vélo stable sur une trajectoire, il passe son temps à parler, regarder partout autour de lui, plutôt que devant lui. Et enfin quand il doit changer de direction, traverser une rue, il réagit de façon complètement aléatoire et imprévisible, et ce comportement s'aggrave si une voiture arrive et que cela majore son anxiété. Il n'arrive pas à prendre la bonne décision, ne sait plus où se trouve la droite ou la gauche, n'entend plus les conseils...

Il devient dangereux pour lui-même et pour les autres. Effets du TDAH ? Des troubles dyspraxiques ? Des troubles de la poursuite visuelle ? Un peu tout ?

Nous avons essayé de mettre un adhésif de couleur sur la poignée droite du vélo pour qu'il repère mieux sa droite, et nous lui avons imposé de suivre systématiquement un adulte et de ne pas être en début de file. Cela a atténué les difficultés.

Nous espérons que la maturation cérébrale permette peu à peu d'acquérir de nouveaux automatismes…

18. La susu au bec…

8 ans et toujours la sucette en plus du doudou. On essaie de la limiter à l'heure du coucher. Mais de temps en temps dans la journée il va la prendre et renifler son doudou. Hier soir, il m'expliquait clairement qu'il était d'autant plus content de déjeuner à la maison le jeudi midi, qu'il pouvait retrouver sa sucette et son doudou qui le rassuraient, même s'il avait raté la liste de mots à apprendre et réécrire… car il craignait toujours la mauvaise note…

Nous avons interrogé la psychiatre qui nous a confortés dans l'idée de ne pas le priver de cette aide. En essayant cependant de la limiter….autant que possible.

Quand j'écris ces mots, je pense à mon enfance, aux doigts que je suçais pour m'endormir jusqu'à plus de vingt ans, mais aussi en cachette dans la journée, jusqu'à plus de 12 ans. Mes parents n'avaient pas voulu me donner de sucette (il faut se lever la nuit pour la remettre dans la bouche du bébé, les doigts, ça reste toujours à portée…) Et mon désir d'éviter cela à mes enfants, car la sucette, on la supprime plus facilement que les doigts… Génétique ?

19. Les vidéos :

Nous avons largement utilisé la tablette et les DVD pour l'apaiser dans les moments difficiles.

Le matin avant d'aller à l'école maternelle, parfois, il était tellement agité que nous acceptions qu'il regarde des dessins animés (jamais violents)qui seuls arrivaient à l'apaiser alors que nous savions bien que ce n'était vraiment pas l'idéal. Mais comme en plus les nuits étaient hachées avec des réveils, 2, 4 jusqu'à 6 fois par nuit, c'était parfois la seule solution possible.

Nous sommes démunis face à son goût immodéré pour les vidéos ; il regarde des tutoriels de jeux vidéo (MARIO°, MINECRAFT°, SCRAP MECHANIC°, les jeux réalistes, il les évite) : En pratique, il ne joue pas, il regarde quelqu'un d'autre jouer.D'une part c'est distrayant, comme tous les jeux vidéo, il y a de la nouveauté (ce qui plait à son TDAH et son HPI), c'est reposant, il n'a pas besoin d'agir et ne risque donc pas de se tromper (TDAH, HPI, dyslexie, dyspraxie). Il n'a pas besoin de lire, trop consommateur en énergie pour lui, de contrôler sa gestuelle, il peut juste prendre plaisir au jeu, aux traits d'humour des joueurs, et surtout cela l'empêche de réfléchir.

Chaque fois qu'il veut faire quelque chose, il est confronté aux difficultés :

-la lecture : dyslexie, mais aussi troubles de la poursuite oculaire (TDAH), avec sauts de lignes, sauts de mots (imaginez-vous en train de lire un texte dans un 4x4 du Paris-Dakar),

-la coordination des mouvements et les gestes fins (troubles dyspraxiques en partie liés au TDAH)

-soutenir son attention si l'activité ne l'intéresse pas trop et surtout si elle est complexe (TDAH),

-son anxiété de performance (envie de bien faire...peur de l'échec...) liée à son haut potentiel intellectuel.

Voilà la vie de notre fils actuellement décrite en quelques mots...

Alors, oui, nous comprenons son besoin de se reposer, en regardant ces vidéos... et nous en parlons avec lui, nous acceptons qu'il élimine ainsi les stress de la journée mais il doit savoir faire autre chose, avoir d'autres occupations, et surtout, cela ne doit pas retentir sur la vie de famille. Il est important qu'il préserve les moments de convivialité des repas pour ne pas se couper du monde avec ces vidéos… et il écoute, il en tient compte… il faut bien le rappeler à l'ordre par moment, mais il ne rechigne plus à laisser ses vidéos pour venir nous voir.

Nous voyons que ces moments lui sont nécessaires et ne le rendent pas agressif, alors nous naviguons à vue…

20. le sommeil

Après une fille qui n'a jamais eu de réveil nocturne, qui s'est toujours endormie sans problème avec les rituels classiques (histoire et chanson), nous avons été confrontés aux réveils à répétition de notre fils jusqu'à 6 fois par nuit à un âge où le sommeil n'est en général pas un problème…

On essaye tout ce qui est possible, mais quand rien ne marche et que le manque de sommeil entraine une aggravation des troubles du comportement, alors on reste auprès de lui jusqu'à l'endormissement.

On nous propose la mélatonine et ça marche, enfin il s'endort à une heure raisonnable, les réveils nocturnes se raréfient puis disparaissent, même si le réveil reste précoce vers six heures du matin, nous avons enfin des nuits à peu près complètes et son comportement dans la journée s'améliore… ce qui prouve que dans ce cas, l'éducation n'est pas en cause…

21. la gestion de l'entourage

Qu'il est difficile de vivre les remarques négatives de la famille… Surtout quand déjà, nous avons du mal à gérer le quotidien, à comprendre cet enfant déroutant, en souffrance et que l'on a du mal à aider. En plus, les jugements hâtifs et les conseils malvenus viennent remettre en question notre rôle de parents, ébranlant une confiance en nous déjà mise à mal par le comportement de notre enfant. Ces remarques négatives ne font qu'aggraver le mal-être de notre fils.

Alors, parfois, nous sommes obligés de prendre de la distance, de nous protéger quelque temps. Quand on ne peut pas obtenir de soutien et que l'on est écrasé par les jugements, on n'a pas le choix. Enfin, nous avons suivi les conseils des professionnels…

Et puis, peu à peu, retrouver la force, le courage, s'informer, comprendre, apprendre à accepter la situation. Plus tard, par petites touches, essayer de transmettre notre compréhension du handicap à la famille…

Car comment demander à l'entourage de comprendre en quelques jours ce que nous avons mis des mois à intégrer… une chose est de lire les informations, et d'en parler, une autre est de les vivre au quotidien…

22. Choisir les jeux…

Comment faire pour trouver des jeux adaptés, lorsque votre enfant a un haut potentiel, un TDAH, des troubles dyspraxiques et dyslexiques…

Il faut trouver, des jeux qui captent l'attention, l'intérêt, mais qui soient suffisamment diversifiés pour que l'ennui n'apparaisse pas dès les premières minutes… s'il s'agit d'un jeu de construction, il faut que les pièces soient suffisamment grosses pour être bien en main (les legos, c'est compliqué…) et faciles à emboiter sans pour autant faire « bébé »… que les explications écrites soient suffisamment claires avec de grands caractères et des espacements de lignes suffisants…

Trouver des jeux de difficulté adaptée aux besoins d'un enfant HPI, TDAH et dyslexique et dyspraxique,… pour qu'il s'y intéresse et ne baisse pas les bras…il faut se lever de bonne heure…

23. La médiathèque :

J'ai toujours aimé lire, et j'ai transmis ce gout à notre fille…

Malgré la dyslexie de notre fils, je continue à lui prendre des BD, des documentaires, des légendes mythologiques que je lui lis le soir, et peu à peu il se met à lire…

Les vidéos qu'il regarde le motivent tant qu'il a accepté de lire un roman sur « Minecraft » qu'il lit seul par moment… et pour nous c'est une victoire…

Heureusement que la médiathèque existe, toutes les semaines, j'y retourne, j'ai des boulimiques de lecture à la maison….

En user et en abuser…

24. La génétique, encore la génétique :

Et puis par bribes, on relit l'histoire, la mienne, l'histoire familiale…

Je me souviens : j'étais plutôt agitée en CP, mes cahiers très mal tenus, pleins de ratures, j'étais perdue dans mes pensées (« Eve qui rêve » me disait-on). Je détestais apprendre les tables de multiplication, que je me suis empressée d'oublier dès que cela a été possible, je repense aux autodictées en CM2 ou la moindre faute d'accent ou de virgule coutait 5 points, ce qui m'a valu quelques zéros pointés… et une appréciation du maître qui en dit long sur la psychologie de certains enseignants : « si Eve continue comme ça, elle n'ira pas loin dans la vie ». J'ai 51 ans et je me souviens de chaque mot… cela a été beaucoup mieux au collège, j'aimais l'école d'autant plus que je n'y entendais pas crier mes parents…

Quand nous allions dans la famille en Espagne, mon frère et moi, nous étions qualifiés de remuants, incapables de rester en place, mal élevés, insupportables à coté de nos cousines, bien sages…

Est-ce l'héritage de mon père atypique, impulsif, ayant des crises de colère spectaculaires, qui passait son temps à fabriquer des machines à partir de moteurs récupérés à la déchetterie la plus proche (machine à égrener le maïs, la machine à centrifuger les panneaux de miel…). Qui taillait des pierres de couleurs diverses pour faire des vitraux (magnifique hippocampe, porteuse d'eau près de la cascade et biches…) ? Il semble qu'il ait pris des amphétamines pour pouvoir réviser ses cours de médecine…car il n'arrivait pas à se concentrer, quand on sait que le méthylphénidate est un dérivé amphétaminique…. La boucle est bouclée…. Et quand on sait que l'influence génétique du TDAH est d'environ 80%, que sa transmission génétique est du même type que la taille ou la couleur des yeux...

Puis je pense à mon mari, hypersensible, qui me dit à quel point il détestait l'école, à cause des brimades de certains professeurs, ses grandes difficultés de concentration pour les devoirs. Les séances d'orthophonie, enfant, pour une légère dyslexie…

Philippe qui se trouvait nul et disait qu'il avait moins réussi que son frère médecin, lui, qui n'est que « dentiste »…

25. La fratrie :

Je regarde notre fille sous un nouvel éclairage : l'hyper expressivité de ses émotions qui avait frappé toute la famille, des éclats de rires communicatifs pour la moindre joie et des cris, des hurlements de colère pour les moindres contrariétés...

Un besoin de gigoter sans arrêt pour faire ses devoirs avec impossibilité de rester assise sur une chaise jusqu'à au moins 12 ans...

Une anxiété de performance avec peur de l'échec quasiment insurmontable. Cette capacité à se dire, qu'elle est nulle dès que ce qu'elle fait n'est pas parfait (selon sa vision des choses...) ses nombreuses fautes d'inattention retentissant sur les résultats scolaires, son impulsivité, et ses regrets après des remarques blessantes...

Sa difficulté à gérer ses émotions, à contrôler ses colères, encore maintenant, nécessitant une mise à l'écart pour réussir à se calmer parfois...

Une prudence extrême dès le plus jeune âge comme si elle était consciente des dangers... une hypersensibilité exacerbée m'obligeant à plusieurs reprises à prévenir les professeurs jusqu'à l'âge de

14 ans… une peur de la mort et de la maladie bien au-delà de l'âge habituel…une peur de devenir adulte, avec refus de grandir, car trop angoissant,…

J'ai souvenir d'une séance cinéma avec Mathilde, elle devait avoir 5 ans. C'était l'histoire d'un bonhomme de neige qui devient l'ami d'un enfant et le jour venu, finit par fondre au soleil… Mathilde est ressortie en larmes disant que c'était trop triste, qu'elle ne voulait plus retourner au cinéma… ça commençait bien… et cela n'est pas fini…

Elle a toujours été peureuse, nous sommes allés régulièrement à la neige, elle refusait jusqu'à l'âge de 5 ans de monter dans la luge… elle acceptait de la tirer en mettant son doudou lapin dedans….

Ses réactions démesurées devant ses difficultés à apprendre l'anglais. Quand elle ne maîtrise pas tout, cela lui devient insupportable. « Je suis nulle, je n'y arriverai jamais, c'est pas la peine que je me fatigue, ça sert à rien… »… comme une impression de déjà vu, déjà entendu…

Et là surtout, ne pas se braquer, ne pas s'énerver…Lui faire prendre conscience des difficultés, qui chez elle, sont principalement un manque de vocabulaire, elle a du mal à intégrer les nouveaux mots anglais, et cela d'autant plus qu'elle enregistre avec peine les sons... alors que cela n'arrive pas en espagnol et en italien où les résultats sont excellents...

Puis ne pas être rebutée par sa démotivation, la convaincre que les progrès sont possibles en s'appuyant sur ses forces, qui sont l'anglais écrit... : Je trouve des petites histoires courtes qui pourraient l'intéresser, et elle les traduit... le vocabulaire devient plus simple à retenir dans une histoire qui a du sens... et l'envie d'apprendre revient peu à peu...

Et constater les résultats « professeurs dépendants » qui existent chez la plupart des enfants et sont exacerbés chez ces enfants HPI et TDAH.

26. **Les soirées cinéma :**

Nous avons instauré depuis peu des soirées cinéma, les samedis soirs d'hiver, au coin du feu de cheminée avec des popcorns et des pizzas…ils adorent ça. Ce sont les rares fois où nous regardons un film ensemble…

Nous avons des enfants hypersensibles, notre fille encore plus que Mathieu. Les scènes qui font peur entrainent des cauchemars à répétition, on a arrêté les Walt Disney à part « les Aristochats » (il y a quasiment toujours des scènes difficiles,…)

Les informations, on évite… même à la radio, s'ils entendent des bribes, ils captent tout et après cogitent tant et plus…

J'ai été obligée de faire plusieurs fois un mot, pour expliquer au professeur, l'aversion de notre fille pour les films (entre autres, la révolution française avec ses têtes coupées…) et même cette année alors qu'elle est en 4e, elle a 14 ans… heureusement il y en a une autre comme elle, dans la classe.

Pour notre fils, nous avons éliminé tous les dessins animés un tant soit peu violents ou avec des monstres (et Dieu sait s'il y en a… !) qu'il fuit spontanément, de toute façon… même certaines publicités qui interrompent les vidéos sur la tablette, l'effraient et nous devons les éviter.

J'ai cherché des films à la médiathèque, des comédies surtout mais aussi des tranches de vie, pour faire disparaitre peu à peu cette phobie des films que notre fille a développée.

Nous avons commencé par « La gloire de mon père » et « Le château de ma mère » tirés des romans de Pagnol, et cela les a enchantés…

Il y encore quelques ratés, certains films ne sont pas toujours adaptés… alors parfois je regarde un peu avant pour faire le tri…

27. Le conseil de famille :

J'ai pris cette idée d'un livre de Cynthia Whitham et c'est vraiment génial !

Depuis quelques mois nous avons instauré le conseil de famille : il s'agit de se retrouver en famille un moment, (pour nous, le mardi soir) pour parler tranquillement, de ce qui va et de ce qui ne va pas dans la vie de tous les jours et d'essayer de trouver des solutions pour que ça se passe mieux ou modifier certaines organisations ; chacun s'exprime à son tour, enfants et adultes, calmement et sans agressivité ; si on ne trouve pas de solution adéquate, on y réfléchit chacun de notre coté et on fait des suggestions la fois suivante.

Nous avons pris l'habitude de faire un apéritif en même temps pour rendre le moment encore plus convivial, et les enfants en redemandent.

Cela a permis de créer un coin jeux dans le salon, pour que les enfants puissent être avec nous sans mettre des jouets n'importe où. Cela a permis de faire prendre conscience de mon besoin d'aide pour le quotidien, ainsi quand le ménage est fait à plusieurs c'est plus agréable pour tous et plus rapide… Cela a permis d’expliquer à notre fils pourquoi nous souhaitions qu’il ne passe pas tout son temps à regarder des vidéos sur la tablette. Il a compris que cela le coupait de nous, de sa vie sociale et qu’il fallait qu’il apprenne à diversifier ses occupations.

Cela nous a permis aussi de réaliser ses progrès : il nous a fait remarquer qu’il avait amélioré sa façon de parler (jusqu’il y a peu il passait son temps à dire « je m’ai fait mal », « je m’ai lavé les dents »…). Et effectivement il nous a fait prendre conscience de ses progrès ; de même qu’il donnait des tapes sur les fesses de sa sœur à tout bout de champ et qu’il allait la déranger sous la douche… tout cela est terminé.

Cela met en valeur les points positifs et aide à corriger les points négatifs. Nous voyons si les enfants se sentent bien dans leur vie de famille mais aussi d’écolier, car on ménage un moment pour parler à bâtons rompus.

« Comment gagner la guerre des pleurnicheries et autres jérémiades » manuel pratique à l'usage des parents épuisés... Cynthia Whitham éditions Marabout

28. Psychologie positive, sophrologie, méditation de pleine conscience

Quand tout est compliqué, que la vie devient insupportable, on cherche tous azimuts, des moyens d'avancer…

On apprend à voir le bon côté des choses, tout en acceptant l'adversité et les difficultés de la vie…Le principe même de la psychologie positive…

Les séances de sophrologie entre midi et deux à l'école ont été d'une aide précieuse pour notre fils, pour réduire son anxiété, apprendre à s'accepter, être au calme entouré d'empathie…

La lecture des principes de la méditation de pleine conscience m'a permis de prendre du recul, avec le temps. Limiter nos moments d'absences face à nos enfants, moments d'absence liés à nos soucis, nos stress, nos émotions,…

Prendre conscience que notre patience est à bout, et que l'agressivité est proche, nous permet de faire une pause, un arrêt, d'observer la situation, notre ressenti, nos pensées. Ainsi nous nous donnons le temps de choisir, non plus de réagir automatiquement comme nous en avons l'habitude, mais autrement, avec plus de calme et de compréhension.

Accepter les choses telles qu'elles sont, et non pas comme on voudrait qu'elles soient, en être conscient et puis choisir sa réaction…

Que faire quand nous ne pouvons rien changer à une situation ? Nous pouvons changer notre attitude par rapport à la situation…

29. « Surdoué », une dénomination bien mal trouvée…

Dans ma tête, et j'imagine dans l'inconscient collectif, quand on entend surdoué, on pense à ces enfants prodiges, comme Mozart pour la musique, Einstein pour les sciences, et sans forcement penser à ces exceptions, on pense à ces enfants qui passent leur bac à 12, 14 ou 15 ans… et pas aux enfants en échec scolaire.

Ils ont en commun d'avoir un QI élevé, mais il doit bien y avoir des différences pour que le résultat soit si varié…

J'ai un peu de mal à croire que l'on puisse mettre dans le même sac tous les enfants « surdoués » ou avec haut potentiel intellectuel (HPI).

On peut déjà éliminer les exceptionnels surdoués, qui réussissent tout ce qu'ils touchent et qui touchent à tout… ceux qui passent inaperçus tout au long de leur scolarité dont le nombre est bien difficile à déterminer.

Et puis il y a les autres, ceux qui ont des troubles des apprentissages ou qui n'arrivent pas à s'adapter au système scolaire, ceux dont on parle le plus, puisque ce sont ceux qui posent problème.

Quand je vois mon fils, surdoué pour moi a un sens totalement différent, sursensible, oui, « sur » inadapté à la société dans laquelle on vit, oui.

Nous avons commencé par apprendre son « haut potentiel intellectuel » et comme la plupart des gens, par penser que nous avions un « petit génie » à la maison… jusqu'à ce que l'on comprenne.

Quand je dis « petit génie », nous imaginions un enfant capable d'apprendre rapidement et de comprendre tout au quart de tour avec une scolarité facile… comme nous étions loin du compte…

Et depuis que les difficultés ont commencé, nous avons du apprendre, nous ses parents et sa sœur, à nous adapter à lui, à éviter de dire tout ce qui pouvait le blesser, à modifier notre façon de l'éduquer, de lui imposer les contraintes sans les lui imposer…

Nous avons compris qu'il était dans l'incapacité de s'adapter à la vie en société comme la plupart des autres enfants. Nous l'avons vu partir heureux et plein d'enthousiasme, bien qu'anxieux pour un voyage scolaire en classe de neige, et revenir au bout de neuf jours, triste, amaigri, sans appétit, sans envie de rien... alors qu'apparemment tout s'était bien passé.

On les appelle aussi les « zèbres », moi, j'ai envie de les appeler les enfants « plus » : Comme les autres, des enfants, mais plus fragiles, plus sensibles, plus émotifs, plus préoccupés de l'origine du monde et de la vie, plus lucides, plus empathiques, plus conscients de ce qui les entoure, de ce qu'ils voient, entendent, touchent, ressentent. Plus anxieux donc, plus vulnérables à des évènements qui paraitront anodins à la plupart des enfants.

Plus intelligents certes, mais plus fragiles... avec une intelligence fonctionnant plus par arborescence que la plupart des enfants. Ces enfants vont être blessés plus facilement, vont essayer de relativiser, mais ne peuvent empêcher l'éruption émotionnelle et une réaction beaucoup plus violente. Ils souffrent beaucoup plus de leurs difficultés scolaires.

Ils sont plus souvent dyslexiques, dyspraxiques, dysgraphiques, dysorthographiques, que la plupart des enfants au QI normal, plus souvent porteurs de troubles déficitaires de l'attention avec ou sans hyperactivité (TDAH). Dans ces cas là, la souffrance devient « abyssale »...

On peut déjà s'interroger sur ces associations : HPI et troubles des fonctions exécutives (TDAH, « dys », troubles de l'oculomotricité,...). Pourquoi ces enfants sont-ils plus souvent porteurs de troubles du développement cérébral ? On ne peut s'empêcher de faire un lien.

Et quand tous ces troubles sont rééduqués, corrigés et que malgré tout l'enfant reste en difficulté, on peut s'interroger sur le caractère « non pathologique » du haut potentiel intellectuel (« surdoués » ??).

Finalement, un cerveau plus rapide que la moyenne, ne pourrait-il pas être un handicap ? Car un cerveau qui saute des étapes, cela peut parfois être un avantage, mais plus souvent une gêne pour l'acquisition des bases essentielles pour la suite du cursus scolaire et surtout l'apprentissage d'un métier. Un cerveau qui refuse de se mettre en situation d'apprentissage, de peur de l'échec, ne peut on pas considérer cela comme pathologique ?...

30. EN RESUME : HPI EN DIFFICULTE

-hypersensibilité à la critique, aux stress du quotidien => vulnérabilité.

-perception aigue de ses limites, doute sur ses compétences => vulnérabilité.

- intolérance à l'échec => ne pas faire plutôt qu'échouer. Soif de perfection pouvant entrainer une incapacité à entreprendre.

-intolérance à la frustration, hyperémotivité => crises de colère.

-intolérance à l'effort => évitement des tâches jugées trop difficiles.

- intolérance à la répétition => recommencer est insupportable.

-intolérance à l'ennui => source d'agitation, inattention, impulsivité.

-capacité d'anticipation, clairvoyance (difficultés, dangers,...) anxiogène.

- difficultés à décoder certains implicites du quotidien, de l'école.

-questionnements existentiels permanents (origine de la vie, de l'univers…)

-difficultés à s'intéresser aux sujets qui intéressent les autres => décalage.

-risque de rejet et d'exclusion, d'isolement, victime d'humiliations.

-troubles du sommeil, sensibilité à la fatigue => vulnérabilité.

-maturation cérébrale plus lente => retard de développement affectif et psychomoteur.

-troubles « dys » , TDAH pouvant être associés .

BESOINS :

- de maîtrise de l'environnement, de savoir, d'explications pour se plier aux règles.

- de reconnaissance de leur singularité, de l'aide nécessaire, pour s'organiser,...

- d'explications sur leur mode de fonctionnement, de nouveauté, d'éviter les répétitions.

- d'être rassurés sur leurs compétences +++, de se sentir aimés pour être rassurés.

ENJEU : Informer les enseignants, les parents, l'enfant, leur faire prendre conscience de leur façon d'apprendre, développer des stratégies en cas de situation d'échec, de refus d'obstacle, apprendre à s'auto-évaluer permettant une réflexion sur sa façon de travailler. Repérer et traiter les troubles « dys » associés, ou TDAH, améliorer le sommeil, l'anxiété. Ménager des temps calmes. Accepter qu'ils fassent autre chose en faisant les devoirs : bouger, écouter de la musique,…

EN RESUME : TDAH

-trouble du développement cérébral avec retard de maturation entrainant un trouble du comportement lié à une difficulté d'autocontrôle et à s'organiser :

-hyperactivité (incapacité à rester en place dans une situation avec contrainte), intolérance à l'ennui.

-déficit attentionnel (oubli, perte des affaires, oubli des tâches quotidiennes, tâches non terminées, évitement des tâches à effort intellectuel soutenu,...)

-impulsivité (coupe la parole, impatience, ne peut attendre son tour, se met en danger,...)

-fluctuation des symptômes caractéristique du trouble : disparition lors des tâches nouvelles, aggravation lors des tâches monotones ou à effort d'attention soutenue.

-hypersensibilité aux remarques, intolérance à la frustration avec crises de colère +++

-difficulté à détecter les émotions des autres => maladresses, difficultés relationnelles.

- intolérance familiale. Risque de rejet, d'exclusion, d'humiliations.

- troubles entrainant un regard négatif des autres => baisse ++ de l'estime de soi.

- troubles pouvant être associés : « dys », troubles oppositionnels avec provocation fréquents, troubles des conduites, troubles de l'humeur, troubles anxieux, troubles du sommeil, tics, énurésie,...

BESOINS :

- de RECONNAISSANCE de leur handicap, de l'aide nécessaire.

-de TEMPS pour progresser, de plus de démonstrations car l'apprentissage est long.

-de REDUIRE LES EXIGENCES, limiter les objectifs à atteindre => défis réalistes.

-d'EXPLICATIONS sur leur TDAH et de ses conséquences.

- de nouveauté, de limiter les répétitions, de bouger pour faire leurs devoirs.

-de consignes claires. D'être aidé pour s'organiser : fragmenter les tâches demandées.

- de moments calmes. De routines stables.

- d'être encouragés+++, de se sentir aimés pour être rassurés.

ENJEU :

-CHANGER NOTRE REGARD sur l'enfant (parents, famille, enseignants) : reconnaitre que l'enfant a un trouble neurobiologique et l'accepter avec son handicap comportemental.

-reconnaitre les limites de l'enfant face à nos exigences (avoir des attentes réalistes, ne pas le juger en fonction de ce que font les autres au même âge)

-MODIFIER LES COMPORTEMENTS DES PARENTS face à l'enfant : susciter le plus possible les occasions de valorisation pour alimenter l'estime de soi.

-éviter de multiplier les demandes, savoir les fragmenter.

-récompenser les comportements adaptés (récompenses gestuelles et verbales)

-ignorer quand c'est possible les comportements inadaptés. Mise à l'écart lors des comportements inacceptables. Punitions immédiates et justifiées,

privilégier les punitions « réparation ». Modifier l'environnement pour limiter les occasions d'avoir à punir.

-favoriser les discussions parents-enfants après les faits.

-aborder les alternatives possibles aux comportements. Suggérer les meilleures solutions.

-montrer les moyens de contrôle des émotions EN DONNANT L'EXEMPLE : apprendre à exprimer la colère de manière acceptable pour les autres.

-donner de nombreux exemples de résolution de problèmes afin de laisser à l'enfant un répertoire de gestes adéquats. (Des modèles gestuels et comportementaux).

- faire des jeux de rôles pour l'aider à prendre contact, s'excuser, formuler une demande. (Chercher ensemble et trouver les bonnes stratégies)

-aider l'enfant à prendre conscience et à accepter ses forces et ses faiblesses.

-repérer et traiter les « dys » associés en cas de trouble des apprentissages.

-prendre en charge les troubles anxieux, de l'humeur, l'agressivité.

-traitement psychostimulant lorsque c'est nécessaire.

- <u>pour l'enseignant</u> :

- tolérer les fautes d'inattention, l'agitation quand c'est possible.

- placer l'enfant au premier rang, réduire la durée des périodes de travail, varier les activités, remarquer et complimenter les comportements adaptés, faire participer l'enfant aux tâches de la classe), accepter que les performances soient fluctuantes (dépendant de la durée et de la nouveauté de l'activité), récompenses et punitions immédiates et justifiées.

EN RESUME : HPI + TDAH

Manifestations communes EXACERBEES :

-agitation, intolérance à la répétition, à l'ennui, à l'injustice, à la frustration, colères.

-hypersensibilité aux remarques entrainant un effondrement de l'estime de soi.

-difficultés d'organisation => difficultés scolaires.

Risques communs EXACERBES:

-rejet, isolement, harcèlement.

-échec scolaire, démotivation => perte d'estime de soi.

-troubles de l'humeur, anxiété +++.

-manque de flexibilité (difficulté à s'adapter)

BESOINS

-de reconnaissance de leurs troubles+++ (l'HPI cachant le TDAH, ou le TDAH cachant l'HPI)

-d'explications sur leurs difficultés. D'aide pour s'organiser, d'encouragements.

-de plus de temps pour progresser que les HPI, de plus d'exemples.

- d'accepter et tenir compte de leur asynchronie souvent majeure (grande différence entre le développement intellectuel et le développement affectif, psychomoteur)

ENJEU :

-informer les parents, l'enfant, les enseignants+++

-améliorer l'anxiété, le sommeil+++ Préserver des moments calmes.

- encourager, valoriser l'enfant+++ pour alimenter l'estime de soi fragilisée.

Enjeux des HPI et TDAH associés.

EN RESUME : HPI + TDAH+ DYS

-Intolérance à l'échec et à la frustration décuplés++ difficulté à contrôler ses émotions exacerbée => colères, opposition, évitement.

-Effort non récompensé par des résultats médiocres => sentiment d'injustice++ =>Fragilité extrême de l'estime de soi.

-Hypersensibilité aux remarques, lucidité face aux difficultés => contribue à la chute de la confiance en soi, majore l'anxiété++

BESOINS

-Comprendre leurs difficultés et les leur expliquer.

-Etre rassurés, encouragés, aimés (exprimés par des gestes et des mots)

ENJEU

-INFORMER l'enfant, les parents, les enseignants.

-évaluer le juste niveau des difficultés et s'y adapter. Limiter les attentes.

-Avant tout RESTAURER L'ESTIME DE SOI en valorisant tous les progrès si petit soient-ils.

-se centrer sur l'essentiel quand les difficultés sont multiples : privilégier le sommeil, le calme, rassurer l'enfant+++, positiver, remarquer, encourager chaque progrès, éviter les affrontements quand c'est possible, attendre le bon moment pour les contraintes, multiplier les moments d'échanges parents-enfant, l'aider à exprimer ses frustrations…limiter les réprimandes à l'essentiel.

POUR TOUS

RECONNAITRE LEURS DIFFICULTES ET LES ACCEPTER AVEC LEURS DIFFERENCES.

RECONNAITRE LEUR PLUS GRANDE SENSIBILITE A LA FATIGUE, AU MANQUE DE SOMMEIL.

LES ENCOURAGER- LES VALORISER – LES RASSURER – ECOUTER – DIALOGUER.

REDUIRE L ANGOISSE LIEE A L APPRENTISSAGE, A L EFFORT NON RECOMPENSE.

LES AIDER A ACCEPTER L ECHEC COMME UNE ETAPE VERS LA REUSSITE.

UTILISER L HUMOUR POUR DEDRAMATISER.

COMBLER LES BESOINS AFFECTIFS (les arroser de marques d'affection gratuites et sincères).

LIMITER LES REPRIMANDES A L ESSENTIEL – DONNER DES REPERES / DES LIMITES.

CHERCHER ENSEMBLE DES SOLUTIONS SANS IMPOSER NOTRE POINT DE VUE POUR OBTENIR UN ACCORD OU LES DEUX PARTIES SONT GAGNANTES.

LEUR APPRENDRE A RECONNAITRE LEURS EMOTIONS POUR MIEUX LES GERER.

LES AIDER A COMPRENDRE COMMENT ILS FONCTIONNENT : S APPUYER SUR LEURS POINTS FORTS POUR PROGRESSER.

AVOIR UNE VISION POSITIVE POUR SOI MEME ET SON ENFANT (se féliciter, relativiser ses échecs et ceux de son enfant, s'aimer et croire en soi et son enfant, être reconnaissant de ce que l'on a, valoriser les différences, reconnaitre les points forts et les points faibles)

Ne pas oublier que l'apprentissage nécessite l'engagement actif de l'enfant : besoin d'être sollicité et d'être actif pour les réponses, besoin de récompense des efforts fournis (regard des autres+++)

-« comment aider mon enfant hyperactif » M. C. Saiag, S. Bioulac, M Bouvard éditions Odile Jacob

-« 100 idées pour mieux gérer les troubles de l'attention » Francine Lussier éditions Tom Pousse

-« Mon enfant est-il précoce ? comment l'aider et l'intégrer en famille et à l'école. » Jean Marc Louis interéditions

-« Oui, tu peux y arriver ! pour aider un enfant présentant un trouble des apprentissages » Mélanie Camborde éditions L'Harmattan

EMOTIONS et APPRENTISSAGES

Toute situation nouvelle d'apprentissage met en insécurité, fait peur : La peur de l'inconnu, de se tromper, de décevoir, de se faire gronder, d'être ridicule, de réussir…

La peur peut paralyser, pour éviter la prise de risque, ou en cas d'échec ou de difficulté trop grande, une frustration qui engendre la colère. La peur et la colère prennent les commandes par le biais de l'amygdale, qui va court-circuiter le cortex empêchant le raisonnement rationnel. C'est une perte de temps et d'énergie que d'essayer de raisonner un enfant prisonnier de son amygdale.

Il faut commencer par calmer le jeu, permettre aux émotions de retomber. Arrêter de parler, poser ses mains sur les épaules, ou lui tenir les mains, le rassurer, ou un câlin dans les bras. L'adulte doit rester calme pour permettre aux émotions de passer.

Tous les parents ont envie de soutenir leur enfant dans ses apprentissages mais ils ne sont ni des spécialistes de pédagogie, ni infatigables et leur patience et bienveillance ont leurs limites.

Conseils de la psychologie positive : être indulgent avec soi-même et faire de son mieux. Ne jamais oublier de toujours faire passer l'essentiel avant l'important. Les devoirs passeront toujours après le sommeil, les câlins et les repas en famille.

Utiliser la méthode des petits pas… découper l'objectif final en plusieurs petits objectifs facilement réalisables.

Partager avec ses enfants ces conseils :

Je suis indulgent avec moi-même : «j'essaie de faire de mon mieux, quand je n'y arrive pas, je me dis que j'y arriverai plus tard »

J'apprends par morceaux, je varie les exercices et les matières : je planifie mon travail sur la semaine pour éviter de stresser, et laisser le temps au cerveau de comprendre.

J'arrête de voir mes parents comme des « râleurs qui ne sont là que pour m'embêter », je leur fais confiance et j'accepte leur aide et j'arrête de voir mes enfants comme des « fainéants qui n'ont pas envie de travailler », je leur fais confiance et je comprends qu'ils essaient de faire de leur mieux.

J'essaie de toujours porter un regard bienveillant sur mon enfant. Si je lui colle une étiquette dévalorisante, il va finir par être ce que l'on attend de lui « effet pygmalion » .

Je m'observe sans jugement, et je me demande si mon action, ou mes paroles vont valor iser mon enfant ou le rabaisser. Si je fais une remarque, est ce qu'elle va l'aider à grandir, ou ne va-t-elle servir qu'à me soulager.

Il est toujours important de se questionner sur la vertu pédagogique de nos remarques, surtout lorsqu'elles déclenchent de la colère, de l'agressivité ou l'inverse de ce que l'on attend de notre enfant. (Audrey Akoun et Isabelle Pailleau)

Pour approfondir : **« Apprendre autrement avec la psychologie positive : à la maison, à l'école (re)donnez à vos enfants le goût d'apprendre » Audrey Akoun, Isabelle Pailleau éditions EYROLLES**

« Pour une enfance heureuse : repenser l'éducation à la lumière des dernières découvertes sur le cerveau » Dr Catherine GUEGUEN éditions Pocket

POUR FINIR :

***Devant un enfant durablement en difficulté au quotidien :**

-Habillage, alimentation (mange salement, fait tomber les couverts, les aliments à tous les repas), lacer les chaussures, se boutonner, s'essuyer, se doucher, colorier, dessiner, faire du vélo, jouer au ballon => penser à la dyspraxie => bilan psychomoteur.

-en cas de fluctuation des difficultés en fonction de l'intérêt de la tâche => penser au TDAH.

***Devant un enfant qui s'oppose durablement à la lecture => penser à la dyslexie => bilan orthophonique.**

***Devant un enfant qui s'oppose durablement aux devoirs => penser à un handicap non reconnu (« dys », TDAH,....)**

***Un enfant qui s'oppose à tout, ou d'une agressivité injustifiée : penser à une maltraitance. (la souffrance est souvent la cause des comportements opposants ou agressifs...)**

Printed in France by Amazon
Brétigny-sur-Orge, FR

19988952R00100